药店顾客服务

CUSTOMER SERVICE IN PHARMACY

主 编 陈 诚
副主编 夏 梦 倪峻峰
编 者（按姓氏笔画排序）

石筱萍（广西健之佳药店连锁有限公司）
孙雪林（广西中医药大学高等职业技术学院、广西中医学校）
李 健（广西中医药大学高等职业技术学院、广西中医学校）
杨 栩（广西中医药大学高等职业技术学院、广西中医学校）
何 鹏（广西健之佳药店连锁有限公司）
陈 诚（广西中医药大学高等职业技术学院、广西中医学校）
罗统勇（广西中医药大学高等职业技术学院、广西中医学校）
罗惠丹（广西健之佳药店连锁有限公司）
钟钊龙（广西中医药大学高等职业技术学院、广西中医学校）
夏 梦（广西中医药大学高等职业技术学院、广西中医学校）
倪峻峰（广西健之佳药店连锁有限公司）

復旦大學 出版社

内容简介

在产教融合的背景下，本教材从药店销售岗位群的知识和技能出发，以药店顾客服务的典型工作任务为主线，将整个学习领域分为五大学习项目。教材内容涵盖了药店工作人员面对顾客的常见服务类型，包括药店服务礼仪、顾客接待服务、药店会员服务、慢病管理服务、药店其他服务。根据药店工作人员的真实工作任务，以完成工作任务、实现学习目标为宗旨，共设计了 12 个不同的学习任务，包括接待礼仪规范、顾客接待服务流程、药店收银服务、用药指导服务、顾客异议的处理、会员的开发与管理、电话回访服务、高血压的慢病管理、糖尿病的慢病管理、痛风的慢病管理、退换货服务、药店促销服务。真正地实现了工学结合，知行合一。

本书可作为药学类专业教材，也可作为药店服务人员的自学资料。

本套教材配备相关的课件，欢迎教师完整填写学校信息来函免费获取：xdxtzfudan@163.com。

前 言

药店顾客服务是面向职业院校药学类专业开设的专业课,是基于药店工作人员服务顾客的工作过程而开发的一门全新的课程。本课程以培养学生从事药店顾客服务工作所必需的职业能力为目标,致力于在服务顾客的过程中所涉及的相关知识与技能的学习,并注重职业素质的培养。

在产教融合的背景下,本教材从药店销售岗位群的知识和技能出发,以药店顾客服务的典型工作任务为主线,将整个学习领域分为五大学习项目。教材内容涵盖了药店工作人员面对顾客的常见服务类型,包括药店服务礼仪、顾客接待服务、药店会员服务、慢病管理服务、药店其他服务。根据药店工作人员的真实工作任务,以完成工作任务、实现学习目标为宗旨,共设计了12个不同的学习任务,包括接待礼仪规范、顾客接待服务流程、药店收银服务、用药指导服务、顾客异议的处理、会员的开发与管理、电话回访服务、高血压的慢病管理、糖尿病的慢病管理、痛风的慢病管理、退换货服务、药店促销服务。真正地实现了工学结合,知行合一。

本教材采用活页式教材的编写思路,每个具体的学习单元都以真实的工作任务为引领。【任务情境】引入真实的药店顾客服务案例,引发思考;【任务布置】贴近药店真实工作任务,作为学习的核心点;【任务分析】介绍完成任务所需的相关实用性知识与技能;【任务实施】展现完成任务的详细操作步骤、话术举例和注意事项,指导性强,学生可据此独立操作;【任务评价】根据任务实施步骤和注意事项,制定评分标准,供学生自我评价、学生之间相互评价、老师考评,客观地对工作任务的实施效果进行全面的评价;【拓展提升】介绍与本任务相关的拓展知识、案例,引导学生继续深入学习,提升自我;【自测巩固】是对与本任务密切相关的理论知识进行自我测评和课后巩固。整个编写的流程符合学生的认知规律,避免了理论与实践的脱节,实现了理实一体化。

另外,本教材还设立了3个特色小版块,分别是"药德思政""药店里的那些事儿""实战演练"。"药德思政"主要讲述一则含有思政元素的故事,将体现"药学人"的职业道德、劳动精神、工匠精神、服务至上、不谋私利、爱岗敬业、责任诚信、奉献仁爱等品德思政融入工作任务中,如盐入水。"药店里的那些事儿"讲述了药店里发生的日常故事,让学生直观感受到行业岗位的真实情况,让理论学习更加贴近实际工作。"实战演练"是任务实施的配套内容,以对话的形式将任务实施的全过程展现出来,便于模拟学习。

在编写过程中，编者参考了大量相关资料，得到了广西健之佳药店连锁有限公司的大力支持，在此表示感谢。由于各种因素的限制，本书的编写仍存在许多不足，敬请广大师生批评指正。

陈　诚

2021 年 1 月

目 录

项目 1　药店服务礼仪

任务 1　接待礼仪规范 ································· 1-1

项目 2　顾客接待服务

任务 2　顾客接待服务流程 ························· 2-1

任务 3　药店收银服务 ······························· 3-1

任务 4　用药指导服务 ······························· 4-1

任务 5　顾客异议的处理 ···························· 5-1

项目 3　药店会员服务

任务 6　会员的开发与管理 ························· 6-1

任务 7　电话回访服务 ······························· 7-1

项目 4　慢病管理服务

任务 8　高血压的慢病管理 ························· 8-1

任务 9　糖尿病的慢病管理 ························· 9-1

任务 10　痛风的慢病管理 ························· 10-1

项目 5　药店其他服务

任务 11　退换货服务 ······························· 11-1

任务 12　药店促销服务 ····························· 12-1

参考文献

项目 **1** 药店服务礼仪

任务 1　接待礼仪规范

任务情境

某日早上,药店营业员小方不小心错过了起床时间,眼看着上班就要迟到了,她迅速穿好衣服,跑下楼买了两个包子,就急匆匆地跑到药店里。因为时间匆忙,她忘记佩戴工作牌。

上班的时间到了,店长和其他人都已经整理好工作服、佩戴好工作牌,准备开始一天的工作。此时,小方趁机在收银台边上拿出刚买的两个包子,一边吃,一边说今天迟到的原因。

这时,进来一位顾客,他问:"一大早的,你们店怎么有一股韭菜味儿啊？ 真难闻。"小方、店长和其他营业员听到顾客这样说,瞬间都感到非常尴尬,不知道该如何回答。

请思考:药店营业员小方在礼仪方面有哪些不规范之处?

任务布置

能正确完成药店各种接待礼仪的展示。

任务分析

药店接待礼仪是药店工作人员在接待顾客过程中的行为规范和准则,也是药店工作人员的素质、修养、行为和气质的综合反映。

一、接待服务礼仪的基本原则

1. 尊重原则

孔子曰:"礼者,敬人也。"这是对礼仪核心思想的高度概括。所谓尊重的原则,就是要求

1-1

我们在服务过程中,将重视、恭敬、友好放在第一位,这是礼仪的重点与核心。

2. 真诚原则

真诚待人,童叟无欺,言行一致,表里如一。在服务过程中诚实守信,不虚伪、不做作。

3. 宽容原则

宽容原则的基本含义是要求我们在服务过程中,既要严于律己,又要宽以待人。要多体谅他人,多理解他人,具有同理心,学会与服务对象进行心理换位。这实际上是尊重对方的一种表现。

4. 律己原则

严于律己,宽以待人,约束自我,控制自我。

5. 平等原则

服务对象不论贵贱贫富、老弱病残,均应一视同仁。

6. 适度原则

在接待过程中把握分寸,既要彬彬有礼,又不能低三下四;既要热情大方,又不能轻浮献媚。做到自尊不自负,坦诚不粗鲁,信人不轻佻,活泼不放纵。

7. 守信原则

信守诺言,讲信誉,重信用,言必行,行必果。

药德思政:微笑服务

有这样一名年轻的药师,她叫方媛。她每天都在药店做着重复的工作,接待顾客、问病荐药、盘点药品、陈列药品等。

某天早上,一位步履蹒跚的老奶奶走进药店,方媛马上上前扶住那位老奶奶,微笑着对她说:"奶奶,请问有什么可以帮到您的吗?"边说边把老奶奶扶到了一个椅子旁边并让老奶奶坐下。老奶奶买完药后又进来一个顾客,要求退换药品,方媛仍然微笑着面对他说:"请您稍等,麻烦您把小票出示一下。"日复一日,年复一年,她一直都是微笑着面对每一位顾客,微笑着解决每一个问题,熟悉她的老顾客都称她为"微笑天使"。对于她来说,用微笑服务好每一位顾客是药店工作者必备的职业素养。

药店的工作就是一种服务,服务于人民,服务于健康,服务于每一位顾客,让微笑服务成为药店工作永恒的旋律。

二、药店接待服务的礼仪规范

药店接待服务礼仪是一种职业礼仪,是药店工作人员的职业形象,是素质、修养、行为、气质的综合反映,包括仪容礼仪、表情礼仪、举止礼仪、服饰礼仪、语言礼仪等基本内容。

(一)仪容礼仪

1. 头发

头发要经常清洗和梳理,保持发丝干净整洁,发型美观大方,不留奇异发型,不染发、不烫发。男性头发不宜过长,头发前端不遮住额头,后端不超过衣领,鬓角不超过耳廓。女性长发用头花固定,刘海不超过眉毛。发型应符合工作和社交场所的要求。

2. 手部

不留长指甲,指甲不宜超过指腹,保持指甲干净无污垢,不得涂指甲油。

3. 胡子

男性不宜留胡须,应养成每日剃须的习惯。

4. 口腔

口腔应保持清洁,工作时间不能咀嚼口香糖;上班前不能喝酒或进食可能产生异味的食品。

5. 化妆

提倡女士化淡妆,涂口红,妆容应给人清新、淡雅和自然的感觉,工作场合不宜浓妆艳抹,不宜使用味道浓烈的香水。

(二)表情礼仪

1. 眼神

在注视对方面部时,一般以注视对方的眼睛或眼睛到下巴之间的三角区域为好,表示全神贯注和认真倾听。但是注视时间不宜过长,否则双方都会感到尴尬。当与服务对象相距较远时,一般应以对方的全身作为注视点。

2. 笑容

微笑是一种令人感觉愉快的面部表情,温馨、亲切的微笑会给对方留下轻松舒适的感觉。工作时应该调整自己的情绪,保持微笑,精神饱满地投入工作。

(三)举止礼仪

1. 站姿

站姿自然、挺拔,两脚跟着地,脚尖微向外,身体端正,腰背胸膛自然挺直,头微向下,两臂自然下垂,身体重心在两脚中间。不要将双手插入口袋、叉腰、背手、耸肩、倚靠其他支撑物等,不要将手交叉抱在胸前。

2. 递物接物

在递交药品、钱款、票据等物品时,应该双手递上。递送时面带微笑、正视对方,身体略微前倾。接受对方递送的物品时,应当双手接过,并点头致意或致谢。

3. 走姿

走路时表情自然,速度适中,头正颈直,上身挺直,挺胸收腹,两臂收紧,自然摆动。

4. 手势

面带微笑,目视客人,手指并拢,抬手角度适中,自然大方。

5. 坐姿

坐姿应端正,双腿平行放好。要移动椅子时,应先把椅子放好位置,然后就坐。

(四)服饰礼仪

1. 着装

工作服应定期清洗、更换,服装纽扣完整无缺,无污渍、无皱褶、无开线,每年根据季节变化更换长、短袖工作服。男士短袖工作服内须穿着背心或短袖衫,女士穿裙装时配肉色丝袜。

2. 工作牌

工作时间应按规定佩戴工作牌,工作牌表面应保持清洁,正面朝向顾客,内容齐全无遮

1-3

挡，不得背面向外。

3. 首饰

按标准不佩戴首饰。

4. 衬衫

衬衫领口与袖口保持洁净，最好熨烫平整。

5. 领带

若佩戴领带，以素色较为适宜，不得有污损或歪斜松弛。

6. 鞋袜

鞋袜要时刻保持清洁，工作时间不得穿拖鞋。

（五）语言礼仪

语言往往能反映人的文化素养、知识水平和精神风貌。俗话说"言为心声"，语言是交流思想感情的工具。在与人交谈时，应该注意加强语言的修养，说普通话，讲究语言艺术。做到言谈清晰文雅，用语礼貌。常用的语言礼仪如下。

1. 问候用语

"您好！请问有什么可以帮到您的？"

2. 送别用语

"这是您的药，请保管好。""请慢走，祝您早日康复。"

3. 请托用语

在向药店其他同事请求帮忙或是托付代劳时都要加上一个"请"字。

4. 致谢用语

当获得他人帮助、得到他人支持、赢得他人理解、感受到他人的善意、婉言谢绝他人或受到他人赞美时，要主动致谢。

5. 应答用语

在与顾客进行交流时，应答用语主要有"是的""好""请您稍等""好的，我明白您的意思"等，可以让顾客感受到你在倾听。

6. 道歉用语

常见的道歉用语有"抱歉""对不起""请原谅"等。

在药店工作中，根据不同公司的规定，有些用语要慎重，比如"欢迎光临""欢迎下次再来"等；有些属于禁语不可说，比如"这个病很麻烦的""这是没有办法的事情"等。

药店里的那些事儿

某天早上，药店营业员小黄正在上班，一位头发花白、手拄拐杖的老大爷走进店里要买降压药，小黄走进心脑血管用药的柜台帮助顾客寻找药品。由于小黄是刚来不久的新员工，对药店布局不是很熟悉，找了很长时间。这时老大爷问："你找到了吗？"小黄回答："你没看见我在找吗？急什么！"老大爷摇摇头，一瘸一拐地离开了药店。

任务 1　接待礼仪规范

任务实施

按照礼仪规范及表 1-1 的操作流程，能正确完成药店各种接待礼仪的展示。

表 1-1　接待礼仪操作流程与注意事项

序号	实施步骤	操作流程/话术举例	注意事项
1	仪容礼仪	1. 头发干净整洁，不留奇异发型，不染发、不烫发，头发不宜太长。 2. 不留长指甲，不得涂指甲油。 3. 男性不留胡须。 4. 保持口腔清洁、口气清新。 5. 化淡妆，涂口红。	1. 工作时间不能咀嚼口香糖；上班前不能喝酒或进食可能产生异味的食品。 2. 不宜使用味道浓烈的香水。
2	表情礼仪	1. 眼神注视对方，保持微笑。 2. 精神饱满热情，乐观向上。	1. 不要一直盯着对方。 2. 不要东张西望。
3	举止礼仪	1. 站姿：表情自然、头正颈直、挺胸收腹、两臂自然下垂或两手合拢放于下腹。 2. 递物接物：面带微笑、目视对方、双手接递，点头致意或致谢。 3. 走姿：表情自然、速度适中、头正颈直、上身挺直、挺胸收腹、两臂收紧、自然摆动。 4. 手势：面带微笑，目视客人，手指并拢、抬手角度适中，自然大方。 5. 坐姿：坐姿应端正，双腿平行放好。	1. 不可走动过快或过慢。 2. 应先把椅子放好位置，然后再坐。
4	服饰礼仪	着装整齐、干净，佩戴工作牌，不佩戴首饰。	1. 不得穿拖鞋。 2. 工作牌正面朝向顾客。
5	语言礼仪	"您好，请问需要帮忙吗？""请您稍等""请慢走""祝您早日康复"。	语言清晰文雅，礼貌用语，语速适中，吐字清楚，不能说禁语。

药店顾客服务

实战演练

礼貌待客

营业员：您好,请问有什么可以帮到您?

顾客：你们这里有硝苯地平吗?

营业员：请问您需要哪种规格的?

顾客：(顾客拿出药盒)这种包装的有吗?

营业员：(营业员仔细观看药盒)有的,请您稍等,我去帮您拿到收银台。

顾客：好的。

营业员：您好,请您看看这是您需要的药吗?

顾客：对,就是这个,现在有折扣吗?

营业员：不好意思,我们这款药现在没有折扣。

顾客：我昨天来都是八五折,今天怎么就不打折了?

营业员：不好意思,昨天是公司促销活动的最后一天,今天就恢复原价了。

顾客：那你昨天为什么不告诉我?我多买几盒啊。

营业员：不好意思,给您造成困扰,如果您不是急需,您可以等到下次我们店促销的时候再来购买。

顾客：下次?我怎么知道下次是什么时候?

1-6

任务1　接待礼仪规范

营业员　请您放心,下次这个药一旦有促销活动我会提前打电话告知您的。或者您多关注我们的企业微信和公众号,也可以获得最新的促销资讯。

好的。　顾客

 实战演练

耐 心 待 客

营业员　您好,请问有什么可以帮到您?

今天是会员日,有什么活动吗?　顾客

营业员　如果您是我们的会员,可以免费测量血压和血糖。

上周我刚加入会员,你帮我测量一下呗。　顾客

营业员　阿姨,请您先休息10分钟,测量会更加准确。您先在椅子上坐一下,稍作休息。

好的。　顾客

营业员　阿姨,时间差不多了,我来帮您测量吧。

我的血压高吗?　顾客

营业员　您的血压偏高,请问您之前服用过降压药吗?

我之前去医院,医生给我开了氨氯地平,我一直都在服用。　顾客

营业员　您也可以搭配三七粉一起服用,三七粉可以辅助降压。

1-7

药店顾客服务

顾客：三七粉？我没有听说过，你是不是乱推销药品给我啊？

营业员：阿姨，您误会了，我是为了您的健康着想，三七粉可以散瘀活血、辅助扩张血管，能很好地预防心脑血管疾病。

顾客：真的吗？

营业员：真的，我不会骗您的。如果您还有疑虑，您可以咨询一下医生。

顾客：那我问一下医生再说吧。

营业员：好的，祝您早日康复。

任务 1 接待礼仪规范

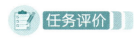

任务评价的具体内容与评分标准见表 1-2。

表 1-2 学习评价考核表

（班级：_____ 姓名：_____ 学号：_____）

序号	考核内容	配分	评分标准	自评	互评	考评	得分
1	仪容礼仪	20	1. 披头散发、染发烫发、头发太长，扣 5 分。 2. 脸上有异物、指甲较长未修剪、涂指甲油，扣 5 分。 3. 男性留胡须、口腔在咀嚼食物，或刚吃了有异味的食物，扣 5 分。 4. 未化淡妆、涂口红，扣 5 分。				
2	表情礼仪	20	1. 两眼无神，无精打采，扣 10 分。 2. 面部僵硬，没有微笑，扣 10 分。				
3	举止礼仪	20	1. 站立时倚靠货架或柜台、抱胸、叉腰、叉腿、与他人勾肩搭背等，扣 10 分。 2. 从正在交谈的两人中间穿过，扣 5 分。 3. 坐着翘二郎腿，扣 5 分。 4. 用手指指人，扣 5 分。 5. 未双手递物接物，扣 10 分。				
4	服饰礼仪	20	1. 着装有折角、衣袖卷起、有污垢，扣 5 分。 2. 未佩戴工作牌，扣 10 分；工作牌未朝正面，扣 5 分。 3. 佩戴首饰，扣 5 分。				
5	语言礼仪	20	1. 语言粗俗，没有用礼貌语，扣 10 分。 2. 声音太小或听不清楚，扣 10 分。				
			合计				

1-9

拓展提升

一、仪表礼仪

1. 化妆的原则

（1）扬长避短。突出自己面部的优点，掩饰面部的不足，以达到化妆的最佳效果。

（2）淡妆适宜。一般来说，化妆有晨妆、晚妆、上班妆、社交妆、舞会妆等多种类型，他们的浓淡程度存在差异。因此，妆容的浓淡要根据时间和场合来选择。比如，工作妆要简约、清丽、素雅，而舞会妆则可浓艳。

（3）化妆避人。化妆或补妆应该遵循修饰避人的原则，选择无人的地方，如化妆间、洗手间等，切忌在他人面前肆无忌惮地化妆或补妆。一般情况下，女士在用餐、饮水、出汗等之后应及时为自己补妆。

2. 化妆禁忌

（1）不要在公共场所化妆。

（2）不要在男士面前化妆。

（3）不要非议他人的妆容。

（4）不要借用他人的化妆品。

3. 服饰及礼节

（1）要注意时代的特点，体现时代精神。

（2）要注意个人性格特点。

（3）应符合自己的体型。

二、握手礼仪

握手是在相见、离别、恭贺或致谢时相互表示情谊、致意的一种礼节，双方往往是先打招呼，后握手致意。

1. 握手的顺序

主人、长辈、上司、女士主动伸出手，客人、晚辈、下属、男士再相迎握手。

2. 握手的方法

（1）要紧握对方的手，时间一般以 1~3 秒为宜。当然，过紧地握手或是只用手指部分漫不经心地接触对方的手都是不礼貌的。

（2）被介绍之后，最好不要立即主动伸手。年轻者、职务低者被介绍给年长者、职务高者时，应根据年长者、职务高者的反应行事。当年长者、职务高者用点头致意代替握手时，年轻者、职务低者也应随之点头致意。和年轻女性或异国女性握手时，一般男士不要先伸手。男士握手时应脱帽，切忌戴手套握手。

（3）握手时双目应注视对方，微笑致意或问好。多人同时握手时应按照顺序进行，切忌交叉握手。

（4）在任何情况下，拒绝对方主动要求握手的举动都是无礼的。但手上有水或不干净时，应谢绝握手，同时必须解释并致歉。

三、餐桌礼仪

餐桌礼仪在工作和生活中都非常重要，用餐不仅可以满足基本的饱腹需求，也是极为重要的社交活动。为此，掌握中国餐饮礼仪的知识显得尤为重要。无论你是主人还是客人，都必须掌握餐桌上的礼仪。

（1）入座礼仪。先邀请最重要的客人入座主座位，再请长者入座，主人在旁就坐陪同，其他客人和就餐人员依次入座。主座位的位置须根据餐桌在房间中的摆放位置确定：一般而言，面对入口、视野最好的位置为主座位，最靠近门口的上菜位为负责招待或结账的人就坐。入座时最好从椅子左边进入，入座后不要动筷子，也不要随意起身走动。如果有事要离开须向主人打招呼。

（2）进餐礼仪。先请客人、长者动筷子。夹菜时每次少一些，离自己远的菜就少吃一些；吃饭时不要发出声音，喝汤时也不要发出声响。喝汤最好用汤匙小口喝，不宜把碗端到嘴边喝。汤太烫时，等凉了以后再喝，不宜一边吹一边喝。咀嚼食物时不要发出声音。

（3）若进餐时出现打喷嚏、肠鸣等不由自主的声响时，就要说一声"真不好意思""对不起""请原谅"之类的话以示歉意。

（4）如果要给客人或长辈夹菜，最好用公筷，也可以把距离客人或长辈远的菜肴送到他们跟前。如果同桌有领导、老人、客人的话，每上来一个新菜时就请他们先动筷子，或者轮流请他们先动筷子，以表示对他们的重视。

（5）吃到鱼头、鱼刺、骨头等物时，将它放到自己的碟子里或放在事先准备好的纸上。

（6）要适时地抽空和左右的人聊几句风趣的话以调和气氛，不要光低着头吃饭不管别人，也不要狼吞虎咽地大吃一顿，更不要贪杯。

（7）最好不要在餐桌上剔牙。如果要剔牙时，就要用餐巾或手遮住嘴。

四、乘车礼仪

乘车也是有礼仪的，如果坐错了位置或上下车的顺序错了，会留下不懂礼仪和不尊重人的印象。

1. 出租车

出租车可以预订，也可以在路边直接叫车。叫车时要保持风度，要考虑司机停车的方便性与交通规则，不要大声叫喊，也不要不停地大幅度挥手。等出租车司机可以看到时，再用手缓缓摆动一到两次就可以了。

乘坐出租车时，若是女士与男士同行，座位是男左女右，男前女后；几个人同行时，应该主动坐前座，一般前座是付款的座位。单独坐出租车时，不要坐在司机旁边的座位，应该坐在后排司机后面的位置。

2. 私家车

私家车的座位要根据乘坐对象的级别而定。若是领导坐车，可以在上车前询问领导想坐哪个位置。一般而言，领导常在后排就坐。若多人坐车，陪同人员一般坐在副驾驶位，负责给领导开门。若是7座车，级别最低的人坐第三排，可以先上车；陪同人员坐副驾驶位，领导坐第二排单独的座位。如果有3名男性和1名女性乘车，女性一般坐副驾驶位。

药店顾客服务

3. 公交车

若是单位包车出行,由于座位有限,要让领导、年长者、女性优先上车就座。年轻人不可抢座,遇到更需要坐的同事应当礼让。

自测巩固

1. 2020年春节期间,因为新型冠状病毒肺炎疫情的爆发,大量顾客进店购买口罩,某药店营业员听闻老年人是易感人群就拒绝老年顾客进店购买。此药店营业员的行为违背了接待服务礼仪中的(　　)原则。
   A. 宽容　　　　B. 真诚　　　　C. 律己　　　　D. 平等　　　　E. 适度
2. 未体现药店接待服务礼仪的是(　　)。
   A. 双手递药品给顾客　　　　B. 始终直视顾客　　　　C. 站姿端正自然
   D. 向顾客问好　　　　　　　E. 向顾客道别
3. 药店接待服务礼仪是药学技术人员在自己的工作岗位上向服务对象提供标准的、正确的药学服务行为,下列哪项不是其基本内容。(　　)
   A. 仪容　　　　B. 表情　　　　C. 举止　　　　D. 语言　　　　E. 专业知识
4. 药店营业员下列哪项接待行为不妥?(　　)
   A. 顾客进店时主动问候　　　　B. 见到顾客时面带微笑,热情接待
   C. 顾客进店时玩手机、聊天　　D. 双手将药品递给顾客
   E. 介绍药品时耐心细致
5. 下列哪项药店营业员的礼仪是正确的?(　　)
   A. 嚼口香糖　　　　　　　　　B. 面对顾客面带微笑
   C. 对顾客说:"谢谢,欢迎下次光临。"　D. 穿高跟鞋
   E. 化浓妆
6. 药店营业员的服饰礼仪不包括(　　)。
   A. 仪容　　　　B. 着装　　　　C. 衬衫　　　　D. 鞋袜　　　　E. 胸卡
7. "道别用语"属于药店服务礼仪中的(　　)。
   A. 仪容礼仪　　B. 服饰礼仪　　C. 举止礼仪　　D. 语言礼仪　　E. 表情礼仪
8. "工作时应该佩戴好工作牌"属于药店服务礼仪中的(　　)。
   A. 仪容礼仪　　B. 服饰礼仪　　C. 举止礼仪　　D. 语言礼仪　　E. 表情礼仪
9. "口腔保持清洁"属于药店服务礼仪中的(　　)。
   A. 仪容礼仪　　B. 服饰礼仪　　C. 举止礼仪　　D. 语言礼仪　　E. 表情礼仪
10. "工作服应该保持干净"属于药店服务礼仪中的(　　)。
    A. 仪容礼仪　　B. 服饰礼仪　　C. 举止礼仪　　D. 语言礼仪　　E. 表情礼仪
11. "介绍用语"属于药店服务礼仪中的(　　)。
    A. 仪容礼仪　　B. 服饰礼仪　　C. 举止礼仪　　D. 语言礼仪　　E. 表情礼仪

(夏　梦)

项目 2 顾客接待服务

任务 2　顾客接待服务流程

任务情境

周三早上，小苏自己一个人上早班，周女士来给自己的小孩购买止咳药。

小苏：您好，请问有什么可以帮到您？

周女士：我的小孩咳嗽几天了，想买点止咳药。

小苏：您的小孩多大了，这个情况持续多久了？除了咳嗽还有其他的症状吗？

周女士：小孩5岁多了，感冒后就开始咳嗽。

小苏：请问咳嗽有痰吗？

周女士：有的。

小苏：是黄痰还是白痰？

周女士：黄痰。

小苏：请问您带他看过医生吗？吃过什么药？

周女士：看了医生，医生诊断为上呼吸道感染，吃了点猴耳环颗粒和小儿氨酚黄那敏颗粒，但是效果不明显。

小苏：现在的天气反复不定，小孩子容易感冒咳嗽。根据您反馈的情况，建议您现在首先缓解小孩咳嗽有黄痰的症状，推荐使用小儿肺热咳喘颗粒和氨溴索口服液，这两个药搭配使用，可以清热止咳，化痰平喘，有效地缓解黄痰咳嗽。

周女士：好的，那就买这两个药吧。

小苏：嗯，收银台这边请。请问您是我们药店的会员吗？

周女士：是的，电话是133＊＊＊＊1234。

小苏：好的，显示是周女士，对吧？

周女士：是的。

小苏：周女士，小朋友生病期间可能会不爱吃饭，食欲不振。现在我们药店有小儿麦枣咀嚼片，特价10元一盒，您要带2盒吗？益气健脾，提高食欲。

周女士：不用了。

小苏：好的，您的药折后一共是45元，您怎么支付呢？

2-1

药店顾客服务

> 周女士：微信。
> 小苏：好了，这是您的药品和小票，请拿好，慢走。
>
> 请思考：在此次的药店顾客接待服务的过程中，接待流程是否正确？

能按照标准服务流程正确完成药店顾客接待任务。

接待顾客，是药店工作人员每天最基本的服务内容之一。只有认真接待好每一位顾客，熟练掌握并运用接待技巧，为顾客提供优质的接待服务，才能赢得顾客的信任，为企业创造更好的效益。

药德思政：劳动精神

2020年11月24日，全国劳动模范和先进工作者表彰大会在北京举行。近年来，各行各业涌现出一大批爱岗敬业、锐意创新、勇于担当、无私奉献的先进模范人物，本次授予1689人全国劳动模范称号，授予804人全国先进工作者称号。国家大力弘扬劳模精神、劳动精神、工匠精神。劳动是一切幸福的源泉。全社会要崇尚劳动、见贤思齐，弘扬劳动最光荣、劳动最崇高、劳动最伟大、劳动最美丽的社会风尚。要开展以劳动创造幸福生活为主题的宣传教育，把劳动教育纳入人才培养全过程，培养一代又一代热爱劳动、勤于劳动、善于劳动的高素质劳动者。

全国劳动模范毕琳丽是上海上药华宇药业有限公司的一名饮片质量员、中药师。毕琳丽一直扎根在第一线，从事质量验收、库存养护及商品售后服务，实现了从一名普通工人到知识型、技能型员工的飞跃。她不断要求自己学习和提升业务技能及管理水平。在实践中，对中药综合分析、综合判断能力达到一定高度，特别是对市场中经常发生的伪劣药品的判断和鉴别，有较高的技能经验，多次阻止来货商品中伪品、混淆品入库，为企业避免了数百万元的经济损失。这就是劳动精神的体现。

一、接待前准备

某位营销达人说过："销售是90%的准备加10%的推荐。"顾客到店里来，主要是来购买药品的，药店工作人员在接待顾客前做精心的准备，在销售时才会胸有成竹，在运用各项业务技术时才能游刃有余，快速地进入工作角色。

（一）个人方面的准备

1. 优化形象礼仪

形象礼仪是呈现在他人面前的一种"无声"语言，直接影响着与顾客的交流。应保持整洁美观的容貌、新颖大方的着装，表现出稳重高雅的言谈举止，用优雅的气质感染顾客，促使顾客产生购买的欲望，同时也塑造了个人职业影响力。

2. 保持良好的工作情绪

药店工作人员在上班期间要有饱满的热情、充沛的精力，始终保持乐观、向上、积极、愉快的心理状态，微笑面对顾客。绝不允许把不好的情绪带到工作中，因为这种行为既伤害顾客又损害企业的利益。

3. 注意言谈举止

药店工作人员的言谈举止会直接影响顾客的情绪。应做到言谈清晰明确、举止大方得体、态度热情持重、动作干净利落，使顾客感到亲切、愉快、轻松、舒适。

（二）销售方面的准备

1. 备齐商品

药店工作人员要检视柜台，查看药品是否齐全。如有补货到店，须及时将缺货补齐。对于需要拆包、开箱的药品，要事先拆开包装。要及时将残损和近效期的药品下架。认真检查商品质量，如发现破损、霉变、污染的药品，及时按照《药品经营质量管理规范》(GSP)的规定进行处理。

2. 整理货品

要严格按照标准陈列布局图进行商品的布置和排列。同一排的商品必须陈列无间隙。必须逐个检查标签，做到货价相符，价签对应，一般是价签的左边沿对齐货品的左边沿。若出现缺货情况，须按要求使用断缺货牌。所有的商品正面朝外放置。对各种原因引起的药品变价要及时调整标价，标签要与药品的货号、品名、产地、规格、单位、单价相符。

3. 熟悉药品

药店工作人员要对店内药品信息了如指掌，能够准确地说出顾客询问的药品位置及相关信息。药店工作人员要掌握与销售药品相关的知识，如常见疾病的病理、临床表现、药物选用原则及药物相互作用、联合用药的知识，还要掌握食疗、理疗、按摩保健等知识。只有这样，才能建立顾客对药店工作人员和药店的信任感。

4. 清洁卫生

药店营业前，药店工作人员要做好下列工作：清洁卫生，保持干净整洁、店面明亮；药品摆放整齐；劳动工具放到顾客看不到的地方；店里无刺激性气味、无噪声、无杂音。使顾客一进门就有眼前一亮的感觉，为顾客营造一个舒适方便的购物环境，提供细致周到的服务。

二、药店顾客接待服务原则

1. 主动热情，善待顾客

在销售中，要以顾客为中心，将主动热情接待贯穿为顾客服务的整个过程。当顾客进入店内，药店工作人员要微笑着向顾客行注目礼。当顾客临近柜台时，药店工作人员应微笑点头以示招呼，并说"您好，有什么可以帮到您的吗？"服务要有耐心，做到问不烦、拿不厌，这样顾客才会越来越多。

2. 研究心理，区别接待

要善于分析不同顾客的购买心理，适时地、有针对性地采取恰当的方法进行接待。对待习惯型顾客，要在"记"字上下功夫，尊重顾客的用药习惯，满足他们的要求；对待经济型顾客，要在"拣"字上下功夫，让他们挑到满意的商品；对待冲动型顾客，要在"快"字上下功夫，同时还要细心介绍该医药商品的性能、特点和作用，提醒顾客注意考虑和比较；对待犹豫型顾客，要在"帮"字上下功夫，耐心介绍，当好顾客参谋，帮助他们选购商品。

3. 营业繁忙，有序接待

在顾客多、任务繁忙的情况下，要保持头脑清醒，沉着冷静，忙而不乱地做好接待工作。让顾客时刻感觉到自己的热情，使顾客皆能满意地购买商品，赢得顾客赞誉，争取最大的销售机会。

（1）按到店的先后次序，依次接待。

（2）顾客太多时，采用"接一顾二招呼三"的方法接待。即亲自接待第一位顾客时，抽空询问第二位顾客"有什么可以帮到您？"偶尔目光留意第二位顾客，顺便向第三位顾客点头致意，或招呼说"请您稍等"。必要时可以采用交叉售货，穿插进行接待。

（3）在同时接待多名顾客时，做到眼观六路，耳听八方。眼、耳、脑、嘴、手、脚协调配合，做到眼快（看清顾客到店的先后次序和动态）、耳快（倾听顾客意见）、脑快（反应灵敏，判断准确）、嘴快（招呼适时，回答迅速）、手快（动作敏捷干脆利索，取货收银包装迅速）、脚快（根据需要及时迅速移动脚步）。既要准确快速地接待顾客，又要避免出现差错。

三、药店顾客接待服务流程

药店顾客接待服务流程是药店工作人员有针对性地接待顾客，为顾客提供优质服务，满足顾客需求的保证。药店顾客接待服务流程在不同的企业各有特色，主要内容包括以下几个方面。

1. 进店招呼

进店招呼是对进店顾客的基本礼貌，同时也是提醒其他营业员现在有顾客进店了，大家要根据自己的工作现状予以配合。在顾客进店时，最好是所有的营业员都能齐声对顾客打招呼，以示对顾客的尊重。在招呼词中，还可以加入一句促销词，比如"您好，蓝芩第二盒半价。请问有什么可以帮到您？"这样可以在第一时间让顾客对目前正在促销的商品有所了解。

2. 问病荐药

顾客入店后，如果指明要买某一商品，应该先满足顾客的需求。适时向顾客询问购药的原因并进入问病荐药的流程。

（1）询问顾客症状。比如"请问您哪里不舒服？"

（2）了解顾客的既往史、用药史，甚至过敏史、疾病史等，可以进一步明确顾客所患病症，避免推荐服用过而且无效的药物，避免推荐可能导致过敏的药物，避免出现重复用药或配伍禁忌。比如"请问您看过医生没有？"或"吃过什么药？"

（3）根据前面获取的疾病信息，初步判断顾客所患疾病，为顾客提供合理的用药方案，引导顾客做出购买决定。正确选择药品，做到对症下药。还可进行关联导购，介绍与该药有关的其他药品或者保健食品，以满足顾客需求，提高客单量。比如"根据您的情况，我给您推荐××药品。"

关联销售是销售中的"高阶"技能,需要一定的专业知识储备和对顾客需求的分析能力。比如,一位顾客因为严重腹泻而进店购药,应该首先了解患者发病原因、症状特点等,判断腹泻的性质,如果发现是细菌感染引起的,就可以按照感染性腹泻的治疗原则为顾客提供导购服务,对因治疗,可推荐诺氟沙星治疗细菌感染,对症治疗推荐蒙脱石散缓解腹泻症状,同时推荐益生菌类产品重建肠道菌群平衡,最后推荐维生素矿物质类药品或保健食品调节电解质平衡。由于蒙脱石散有吸附作用、诺氟沙星可抑制益生菌的作用,故要提醒顾客这些药品应该彼此间隔至少 1 小时服用。

(4) 进行用药指导,告知顾客用法、用量及注意事项,提醒顾客按照说明书服药。比如"这个药一次服用××,一天服用×次。"

(5) 为顾客提供一些简单的生活咨询及健康指导。比如"服药期间,在饮食上……,注意……"

3. 收银结账

待顾客确定好拟购买的商品后,可以由营业员引导顾客至收银台结账。药店一般都会配备一名当班的收银员,但规模较小的药店也可以由营业员兼任。

(1) 询问是否是会员,若不是,则积极邀请顾客加入会员。比如"您好,请问您是我们药店的会员吗?"

(2) 确认会员身份,避免出错。比如"是王××先生吗?"

(3) 给顾客介绍促销商品信息。比如"我们现在正在进行××活动,原价××元的××,现在只需××元,它有……作用,您要带上两盒吗?"

(4) 逐一扫码录入商品信息,唱收唱付。比如"您的商品一共是××元,请问怎么支付?""收您××元,找您××元。"

(5) 请顾客保留好小票,并可以进行一些简单的健康生活提示。比如"请您核对并保留好小票,这是您的商品。"

4. 送别顾客

其基本要求是亲切自然、用语恰当。完成以上所有程序后,当顾客准备离开时,提醒顾客带好随身携带的物品,送至门口,有礼貌地送别顾客:"谢谢您,请慢走!"

药店里的那些事儿

一位顾客在长途旅游前准备买几种常用药以备急用。他来到一家药店,刚进去,药店里的营业员就跟了过来,只要顾客的眼光稍作停留,营业员就马上问:"您要这种退烧药吗?""您看这种止泻药行吗?"问得这位顾客心烦意乱,他只回了一句:"我还没有想好呢,改日再来看看吧。"说完就快步走出了这家药店。身后还隐约传来营业员的抱怨:"这人怎么回事?看了这么久还不买!"

请思考:根据你所学的接待服务知识,分析此药店的营业员在接待过程中存在什么问题,我们应该怎么做。

药店顾客服务

 任务实施

按照表2-1的标准服务流程正确完成药店顾客接待任务。

表2-1 顾客接待服务流程与注意事项

序号	实施步骤	操作流程/话术举例	注意事项
1	进店招呼	1. "您好,蓝芩第二盒半价。" 2. "请问有什么可以帮您?"	顾客进店,要积极主动、声音洪亮、热情地和顾客打招呼,不要一直紧跟顾客。
2	问病荐药 (导购五部曲)	1. "请问您哪里不舒服?" 2. "请问您看过医生没有?"或"吃过什么药?" 3. "根据您的情况,我给您推荐××药品。" 4. "这个药一次服用××,一天服用×次。" 5. "服药期间,在饮食上……,注意……。"	1. 如果顾客指明要买某一商品,应先找到该商品。 2. 当顾客有需要时,不能不理睬,不能当作没看见。 3. 如果看过医生,则询问诊断情况。 4. 如果服用过药物,则询问药物疗效情况,同时避免重复用药。 5. 还可询问既往史。 6. 通过询问症状,为顾客提供合理的用药方案,引导顾客做出购买决定。正确选择药品,做到对症下药。 7. 可进行关联导购,提高客单量。 8. 告知顾客用法、用量及注意事项,提醒顾客按照说明书服药。 9. 为顾客提供一些简单的生活咨询及健康指导。
3	收银结账 (收银五部曲)	1. "您好,请问您是我们药店的会员吗?" 2. "是王××先生吗?" 3. "我们现在正在进行××活动,原价××元的××,现在只需××元,它有……作用,您要带上两盒吗?" 4. "您的商品一共是××元,请问怎么支付?" 5. "请您核对并保留好小票,这是您的商品。"	1. 若无会员则邀请顾客加入会员,并说明会员的权益。 2. 换购或者促销活动的话术要熟练。 3. 若是现金支付,则需要唱收唱付。如"收您××元,找您××元。"
4	送别顾客	"请慢走。"	提醒顾客带好随身携带的物品,送至门口。

2-6

实战演练

药店顾客接待流程

营业员：您好,蓝芩第二件半价。请问有什么可以帮您的吗?

顾客：我家小孩拉肚子,想买点止泻药。

营业员：好的,请问是否有看过医生呢?或者吃过什么药?

顾客：没有。

营业员：有没有药物过敏史?有没有基础疾病?

顾客：没有。

营业员：腹泻是否频繁?大概隔多久腹泻一次?是否还有其他症状?

顾客：今天早上拉了2次,没有其他不舒服了。

营业员：根据您家孩子的情况,给您推荐蒙脱石散,而且是水果香味的,适合小朋友使用。请问孩子几岁了呢?

顾客：4岁多。

营业员：那一天服2袋,分3次服用即可。若服用后没再腹泻了,就可以停药了。此药不可长期服用,以防止便秘。如果特别严重,在第一次可以服用双倍的剂量。

顾客：好的,那就要这个。

2-7

营业员 由于腹泻容易导致脱水,为了预防脱水,同时须补充钠、钾、氯等离子,建议您再带上一盒口服补液盐。用温开水溶解到杯子里当水喝即可,非常方便。两个药搭配使用,效果更好。

可以啊,这样更好。 **顾客**

营业员 服药期间,要注意休息,适当补水,少吃对胃肠道有刺激性的食物。

好的,谢谢。 **顾客**

营业员 收银台请这边走。请问您是我们的会员吗?

是的,139＊＊＊＊＊＊＊＊。 **顾客**

营业员 好的,是王清女士,对吧?

是的。 **顾客**

营业员 我们现在正在进行蓝芩买1赠1的活动,原价49.5元一盒的蓝芩,现在买1盒送1盒,它有清热解毒、利咽消肿的作用,您要带上2盒吗?

不用了。 **顾客**

营业员 好的,您的商品一共是48元,您看怎么支付?

微信吧。 **顾客**

营业员 好的,微信收您48元,请您核对并保留好小票,这是您的商品。平时多注意休息,少吃生冷刺激的食物,适当饮水,祝您的孩子早日康复,请慢走。

任务2 顾客接待服务流程

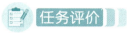

任务评价的具体内容与评分标准见表2-2。

表2-2 学习评价考核表

（班级：_____ 姓名：_____ 学号：_____）

序号	任务内容	配分	评分标准	自评	互评	考评	得分
1	进店招呼	10	1. 未打招呼或未使用礼貌用语，扣10分。 2. 未进行一句话促销，扣5分。 3. 声音太小，扣5分。				
2	问病荐药	40	1. 未按照导购五部曲的步骤，漏掉一个环节，扣10分。 2. 未详细倾听主诉，且没有针对性地询问可能出现的其他症状，扣5分。 3. 未能根据症状推荐合适的用药方案，扣10分。 4. 未能主动推荐联合用药，扣10分。 5. 未能准确介绍所推荐药品的适应证、用法、用量及注意事项，扣10分。 6. 未能迅速找到药品的位置，扣10分。 7. 未能给顾客提供一些简单的生活建议及健康指导，扣5分。				
3	收银结账	40	1. 未按照收银五部曲的步骤，漏掉一个环节，扣10分。 2. 未能主动邀请顾客加入会员，扣10分。 3. 未能熟练邀请顾客参加换购或促销活动，扣5分。 4. 未能熟练地对顾客所购商品进行收银操作，扣10分。				
4	送别顾客	10	送别顾客时的语言不规范，扣10分。				
			合计				

2-9

药店顾客服务

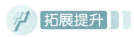

一、药店营业员接待顾客的基本能力

药店营业员除掌握医药专业知识和相关的药事法规知识外,还应掌握相关的营销技术和沟通技巧,具备接待顾客的基本能力。

1. 交际能力

良好的交际能力是营业员必须具备的,交际能力应该从真诚待客、宽厚待客、兑现承诺和热情待客等方面进行培养。①真诚待客:真诚地对待顾客,想顾客之所想,待其如亲人,容易取得顾客的信任及支持;②宽厚待客:当顾客由于急躁情绪等而误会营业员时,应向其耐心解释,平息矛盾,当需要纠正顾客的错误观点时,态度应当诚恳、友善,不要尖酸刻薄;③兑现承诺:当药店经营中对顾客有所承诺时,对符合条件的情况务必遵守承诺,诚信为本;④热情待客:营业员的热情可以感染顾客的心理和情绪,使其愿意信任营业员并购买药品,但也需要避免热情过度。

2. 表达能力

良好的表达能力是实现与顾客沟通的基本技能和技巧,可以增加亲和力,促进彼此沟通,从而增加业绩。①表达目的性:针对不同需求的顾客,要针对其需求而表述相关内容,避免谈及私人琐事。②表达应明确清楚:与顾客的沟通应清楚明确,避免含糊不清、模棱两可。③用语简练通俗,突出重点:应该在短时间内让顾客领会到所售药品的作用、用法、注意事项等内容,不能为了详细介绍而刻意卖弄专业知识。④说出顾客购买的理由:顾客对营业员介绍的药品及其他商品感兴趣时,营业员应及时地引导顾客,阐明商品可如何满足顾客的具体要求,说出顾客需要购买的理由。

3. 应变能力

当一些意想不到的事情发生时,良好的应变能力可以让营业员仍能得到顾客的支持与理解,应变能力表现在以下几个方面。①较强的决策能力:能全面把握大局,权衡利弊得失,为门店集体考虑。②优秀的缺货处理能力:当恰巧遇到缺货时,不能武断地回绝顾客,可以向其介绍其他类似的产品,或者及时调度相关货源,在约定时间为顾客服务,不耽误其使用。③沉着冷静的设备故障与意外事故处理能力:当出现突发设备故障或意外事故时,能沉着冷静地及时上报并与相关部门联系,及早处理,做到处变不惊。

4. 洞察能力

良好的洞察能力是指通过对顾客心理需求、行为方式等的细微观察提供独特而新鲜的视角,更能拉近与顾客的距离,切实做到以顾客为中心,从而大大促进销售业绩。①细致观察:通过近距离观察,了解顾客的经济能力和年龄特点等方面,大致判断其购买能力和心理特点。②认真倾听:在与顾客交谈的过程中,不要盲目打断及插话,认真倾听顾客话语,切实掌握顾客的真实购买需求。③耐心询问与答复:通过友好和善的询问,明确顾客想要解决的问题,并耐心回答顾客的疑问,利用娴熟的专业知识为其提供正确指导,从而为顺利销售做好铺垫。

二、不同年龄顾客的接待技巧

在药店零售过程中会遇到各种顾客,不同年龄段顾客的消费心理不同,引导方法也不同。

1. 青少年

青少年既追求个性,又存在从众心理。易模仿成年人,注重感情和直觉,购买时有一定的冲动性。药店营业员在接待时应充分利用所售药品的直观形象和新颖的包装进行推介。

2. 青年人

青年人有一定的购买力,对医学常识了解较多,追求科学、快捷实用、新颖时尚、彰显成熟,但消费的冲动性常高于计划性。针对这类顾客,药店营业员在接待时应耐心讲解相关的医学知识,向其推荐新颖、实用科学、满足其需求的药品。

3. 中年人

中年人责任心强,是家庭消费的主要决策者,消费时更理性、有计划、有主见、有求同性。针对这类顾客,药店营业员在接待时应真诚相待,认真、亲切地与其交谈,切勿夸夸其谈,关注其家庭成员,可推荐适合的保健食品。

4. 老年人

老年人多有活动迟缓、敏感、节俭等特点,消费时具有较强的习惯性购买心理,对保健食品比较感兴趣,求方便、安全、实效、价低。针对这类顾客,药店营业员在接待时应提供舒适、方便、安全的购物环境,耐心周到、细致入微地为其服务,联合销售时可为其推荐保健食品。

自测巩固

1. 以下不属于接待前在销售方面准备工作的是( )。
   A. 备齐药品　　　B. 整理货品　　　C. 仪容仪表
   D. 熟悉药品　　　E. 清洁卫生

2. 销售药品时应做好准备,下列行为不正确的是( )。
   A. 检查环境卫生　　　　　　　B. 整理柜台及货架
   C. 查验票据、工具是否有误　　D. 坐堂医生到岗
   E. 检查收银设备

3. 对于习惯型顾客,药店营业员要在( )字上下功夫。
   A. "记"　　B. "帮"　　C. "拣"　　D. "快"　　E. "讲"

4. 对于经济型顾客,药店营业员要在( )字上下功夫。
   A. "记"　　B. "帮"　　C. "拣"　　D. "快"　　E. "讲"

5. 对于冲动型顾客,药店营业员要在( )字上下功夫。
   A. "记"　　B. "帮"　　C. "拣"　　D. "快"　　E. "讲"

6. 对于犹豫型顾客,药店营业员要在( )字上下功夫。
   A. "记"　　B. "帮"　　C. "拣"　　D. "快"　　E. "讲"

7. 收银员的常用服务用语不包括( )。
   A. 请问您有没有会员卡　　B. 请您稍等　　C. 欢迎下次光临
   D. 收您××元　　　　　　E. 您好

8. 以下不属于顾客接待服务流程的是( )。

    A. 进店招呼   B. 问病荐药   C. 收银结账   D. 送别顾客   E. 研究心理

9. "把专业术语用通俗易懂的话说出来"属于药店营业员接待顾客基本能力中的( )。

    A. 交际能力   B. 表达能力   C. 应变能力   D. 洞察能力   E. 行动能力

10. "商品突然缺货了,能及时找到代用品替代"属于药店营业员接待顾客基本能力中的( )。

    A. 交际能力   B. 表达能力   C. 应变能力   D. 洞察能力   E. 行动能力

11. "充分利用所售药品的直观形象和新颖的包装进行推介",此导购方法适合于哪种类型的顾客?( )

    A. 儿童   B. 青少年   C. 青年人   D. 中年人   E. 老年人

12. "真诚相待,切勿夸夸其谈,关注其家庭成员,可推荐适合的保健品",此导购方法适合于哪种类型的顾客?( )

    A. 儿童   B. 青少年   C. 青年人   D. 中年人   E. 老年人

13. "有较强的习惯性购买心理,对保健食品比较感兴趣",此心理表现属于哪种类型的顾客?( )

    A. 儿童   B. 青少年   C. 青年人   D. 中年人   E. 老年人

（夏 梦 陈 诚）

任务3　药店收银服务

任务情境

某日,一位顾客进店购买了一盒小柴胡颗粒,并到收银台结账。

收银员:您好,请问您是我们的会员吗?

顾　客:是的,我的号码是 159＊＊＊＊＊＊＊＊。

收银员:好的,请问是李蕊女士吗?

顾　客:是的。

收银员:李女士您好,您现在的积分是 365 分。

顾　客:好的,麻烦快点,我赶时间。

收银员:您好,您购买的小柴胡颗粒共计 25 元,请问您怎么支付?

(随即顾客递过来一张 50 元人民币,收银员立即找回 25 元,顾客急忙出门)

两分钟后顾客回头。

顾　客:姑娘,你少找我 50 元,我刚才给你 100 元,你才找我 25 元。

收银员:阿姨,您刚才给的是 50 元。

顾　客:(顾客生气)我说你这人怎么回事,我刚才出门的时候带了 3 张 100 的,要去超市买东西。现在就剩 2 张 100 的了,你不能看我年纪大了就欺负我呀,我要找你们领导。

收银员见状请来店长处理。店长在了解清楚情况后觉得很奇怪,李阿姨带着 100 元出门怎么就变成 50 元了。店长详细询问了顾客的一些情况后,协助李阿姨找到了丢失的 100 元。原来有一张 100 元人民币放在了裤子口袋,而这件衣服的口袋放了两张 100 元和一张 50 元的现金,导致顾客认为是收银员少找了钱。

如果刚才在收银时,顾客给钱的时候就跟顾客严格按照收银的工作流程进行唱收唱付:"收您 50 元,找您 25 元",现场核对清楚就不会引起不必要的麻烦了。

请思考:造成药店收银员被投诉的根本原因是什么?

任务布置

能正确按照收银工作流程快速完成各种类型的收银结算。

药店顾客服务

一、药店收银员的工作职责

(一)药店收银员的定义

药店收银员是指药店中能为顾客提供准确、快速的收银结账服务,收入款项管理,会计凭证的开具与整理的人员。药店收银员从事的主要工作包括:①收银结账服务;②收入款项的管理与上交;③连带促销和防损;④销售发票等会计凭证的开具与整理。在中小规模的药店中,药店收银员常由药店营业员兼任。

(二)药店收银员的基本要求

在如今竞争激烈的零售药品销售市场中,药店收银员扮演着非常重要的角色。收银服务是顾客完成购买的最后一个重要节点,药店营业员的服务质量在一定程度上关系到整个销售的成败。

1. 良好的职业道德

(1)爱岗敬业,忠于职守。药店营业员应该忠于职守,热爱自己的岗位,热爱自己的部门,热爱自己所在的单位。这是作为一名企业员工最基本的要求,也是一个企业可持续发展的基础。严格遵守药店的各项规章制度,服从上级领导的工作安排。

(2)遵守法规,依法办事。药店营业员要依据最新的《中华人民共和国药品管理法》《药品经营质量管理规范》(GSP)等相关法律法规开展工作,"做到票、账、货、款一致,发票上的购、销单位名称及金额、品名应当与付款流向及金额、品名一致,并与财务账目内容相对应。发票按有关规定保存。"

(3)廉洁奉公,不谋私利。收银员的工作天天要与"钱""物"打交道,如果没有廉洁奉公的品质和良好的职业道德,就可能经不住"金钱"的诱惑,还可能走上违法犯罪的道路。所以必须以廉洁奉公、不谋私利作为自己的行为准则,敢于抵制揭发各种损公肥私的不正之风和不良行为,大胆维护国家的法规、法纪及企业的规章制度。

药德思政:不谋私利

有这样一位药店收银员,她50多岁,戴着眼镜,背微微弯着,在药店已经工作10多年了,大家都亲切地称呼她为春姐。春姐每年都会带教很多实习生或新员工。一天下午,到换班交接时,实习生小龙在早班结账清点时发现多收了5元现金。经过仔细查对,发现有一笔款项的收银出现了错误。原价10元的口罩,系统显示优惠价为5元,但小龙在收银时只报了原价,没注意系统里显示的优惠价,所以就收了顾客10元现金。当时,顾客赶地铁比较着急,戴上口罩就往地铁站走了,连小票都没有拿。

小龙此时非常纠结,他想如果自己如实上报的话,可能会被店长批评,甚至还可能影响实习成绩。他想过私自把5元零钱扣下来,按照正常账目上报和存钱,这样

3-2

做神不知鬼不觉。正在纠结怎么填写交接表的时候,春姐看出了小龙的异样。春姐把小龙拉到一旁,小声地询问情况,小龙把自己的疑虑告诉了春姐。春姐告诉小龙,我们收银员的守则里有一条是"廉洁奉公,不谋私利"。不论是长款还是短款,都应该向公司汇报,实事求是才是硬道理,这也是药店收银员的立足之本。

(4)友善热情,耐心服务。每位顾客都希望得到友善和礼貌的服务,因此要求营业员主动帮助有需要的客人,耐心解答顾客的各种疑问,努力提高服务水平、服务质量和服务效率。

(5)保守秘密,诚实可信。收银系统中记录了企业商品的价格、库存等相关信息,收银员必须对企业内部信息和商业秘密严格保密,不得外传,这是职业道德的基本要求。

2. 专业的职业素养

(1)熟悉医药商品的价格及最新的促销活动方案。

(2)具备一定的专业知识,能主动应对顾客提出的一些用药相关问题。若问题较为专业,则寻求药师或营业员进行解答,不可推诿。

(3)熟练掌握电脑操作和相关软件的使用方法。

(4)熟悉账目的审查、开发票等财务相关知识和技能。

(5)熟悉国家药品管理的规定,熟知可以使用医保卡消费的医药商品品种,要坚持原则,不可违反相关规定。

3. 熟练的收银技能

(1)一名合格的药店收银员,应在每天工作前检查收银设备是否可以正常使用、预备足够购物袋、清点可用于找零的备用金。

(2)当在收银机上记录完最后一项货品后,须询问顾客有没有其他需要,如不需要则完成结账。从客人手中接过现金时应将面额读出,找赎零钱时也应读出找赎数额,清楚地交予客人,这样可以避免因找赎错漏而引起不必要的纷争。

(3)工作期间暂时离开岗位时应注意做到:告知值班经理,锁好收银机,并挂上暂停服务指示牌。

(4)识别伪钞:当收到大面额纸币并发觉可疑时,应通知值班经理来处理。

(5)掌握收银找零技巧、装袋技巧等收银必备技能,能应对收银中的各种特殊情况,并完成连带促销、防损、顾客服务等工作任务。

(三)药店收银员的工作职责

(1)熟悉店内商品、规格、剂型和价格等情况,精确把握特价商品、促销商品、拆零商品的价格及规格变动情况,防止漏收、错收。

(2)为顾客提供咨询和礼仪服务,文明使用服务敬语,热情接待顾客,面带微笑,沟通简洁有效。主动做好顾客的疏导解释工作,避免引起顾客的投诉;坚守工作岗位,无特殊情况应该站立为顾客服务。

(3)在收款中做到快、准、稳。钱货当面点清,收付钞票必须当面验明真伪,收妥顾客应付钱款后必须为顾客提供收银小票,做到每笔唱收唱付。收集、保管好各种票据和单据,确保账目清晰明了。核实微信、支付宝、外卖、现金、医保卡、银联卡、代金券的金额,确保账款相符。

（4）不带私款、物品上岗,不贪污,认真执行财务纪律,严格审核优惠券,严格执行退货、退款的相关手续,确保收银工作不出差错。

（5）营业款执行"长缴短补"的规定,营业款应及时交财务人员或按规定存入指定的账户,做好零钱的储备与保管。

（6）不擅自离开工作岗位,不私自调班和更换收银台,不做与工作无关的事情。

（7）增强防盗、防骗意识,加强对假币、假票据的甄别,切实维护药店的经济利益。

（8）熟练操作收银设备、软件系统和打印设备,保持各种设备整洁和正常运行,确保设备完好无损。

（9）负责收银台及周围的清洁卫生工作。

药店里的那些事儿

小王上早班,负责收银的工作,一位顾客匆匆回到收银台,一边从口袋里拿出药品和票据,一边说:"小妹你弄错了。"小王打断说:"药品属于特殊物品,一旦离柜,恕不退换。"顾客说:"不是药的问题,是钱弄错了。"小王继续打断说:"现金请当面点清,离开后概不负责。"顾客边说边走出药店:"既然离开后概不负责,那就感谢你多找我 50 块了!"小王听见后,赶忙叫住顾客:"您好您好,麻烦等一下。"

二、药店收银系统

（一）药店收银 POS 系统

1. POS 系统的基本概念

POS(point of sales)系统称为销售点实时管理系统,它是采用条码技术和收款机进行销售数据的实时输入、跟踪和处理,并根据这些数据对销售动态进行详细、准确、迅速的分析,为商品的补货和管理提供信息依据的管理系统。

2. POS 系统的组成

POS 系统由前台收银系统和后台管理系统组成。前台收银系统要能正常运转,还需要后台管理系统建立、提供有关前台销售所需的基础信息,如商品信息、收银员或营业员等人员资料。

例如,当收银员输入自己的工号及密码进入 POS 系统时,后台系统会自动检查收银员的工号及输入的密码是否正确。只有通过系统的合法性检查后,收银员才能正式登录,进入 POS 系统并拥有相应的操作权限。

在收银时,当扫描枪接收了商品条码信息后,经网络传送到后台系统寻找商品资料以辨别商品代号是否正确,然后接受该商品售价,并记录下该种商品销售数量。同时前台将销售信息准确无误地上传给后台系统,作为统计分析的基础数据。

由此可知,后台系统是前台系统进行销售的基础档案库和信息收集库,也是对前台 POS 收银机的控制管理中心。因此,每一种商品在第一次进入经营企业销售时,都一定要依据规定的格式,将有关商品的基本资料输入后台电脑,该种商品才可进行销售。

3. POS 系统的收银操作步骤

(1) 登录。收银电脑开机→双击收银 POS 系统图标→登录。

(2) 输入会员信息。通过快捷键进入会员信息输入界面→输入电话号码→回车确认。

(3) 商品扫码。扫描药盒上的条形码→确认结账→选择销售营业员。

(4) 支付。快捷键进入支付界面。

1) 医保卡支付:在医保栏输入拟收费的金额→打印小票,到医保系统进行刷卡操作。

2) 现金支付:在营业现金栏输入顾客给的面额(如 100 元)→回车结算→找零。

3) 微信(支付宝)支付:选择微信(支付宝)支付→按支付快捷键→弹出收款金额界面→扫描枪扫顾客手机的付款二维码。

(二) 医保系统

医疗保险系统简称医保系统,药店的医保系统是指药店收银计算机中安装的医疗保险收费系统软件,可与政府医疗保险部门的接口对接,实现基本医疗保险参保人员持医保卡或社保卡在定点零售药店直接结算。医保目录可通过中国医疗保险网查询。

社会保障卡简称医保卡或社保卡,分为省级医保卡和市级医保卡,两者使用的刷卡系统不同,但刷卡方式相同。

1. 刷卡系统

由统一的部门管理,药店医保系统的功能包括医保目录输入、刷卡收费、医保退费、医保卡密码修改等。医疗保障局已规定可以用于医保卡结算的商品类型,但具体商品的"目录信息"由药店内指定人员录入,也可以增录和补录。

2. 医保刷卡设备

医保刷卡设备包括电脑、插卡机、网络、针式打印机、专用打印纸(白红两联)等。

3. 医保卡刷卡操作流程

刷卡前核对刷卡人是否是该医保卡持卡本人(如果不是本人刷卡,还需要询问两者之间的关系是否为直系亲属,刷卡后需要在医保单上签上刷卡人的姓名、电话、身份证号码),核对后将卡插到插卡机中,请顾客输入密码。若开通电子医保卡的地区,可以出示电子医保二维码,无须携带医保卡。

根据 POS 电脑小票中的药品信息,依次录入药品名称、规格、数量和价格。确认后打印"社会医疗保险药店结算单"。若消费金额超过 500 元,还须顾客确认签字,最后将结算单的红联双手递给顾客。

4. 医保退费

药品作为一种特殊商品,非质量问题不支持退货退费,特殊情况下可为顾客办理退费。例如,在刷卡过程中误将数量或者金额输错,可以办理退费。操作流程如下:找到该结算单的单据号,进入退费选项并输入单据号,查找到拟退费的结算单,点击退费,打印退费单并请顾客核对签字。

5. 医保卡密码修改

修改密码人必须为医保卡持卡本人。操作流程如下:本人携带身份证和医保卡到店,由工作人员核对身份无误后，进入修改密码选项，让顾客分别输入旧密码和新密码，确认，修改成功。

三、药店收银工作流程和规范

药店收银员的收银工作流程可分为营业前、营业中、营业后 3 个阶段。每个阶段的工作内容如下。

（一）营业前的工作规范：收银工作准备

（1）收银员穿着工作服到店后，检查仪容仪表、佩戴工号牌，将自带的钱物另行保管，不得带私款进入收银区。

（2）进入收银区，并整理、打扫收银台和责任区域。

（3）准备好收银必备用物，如购物袋、小票打印热敏纸、医保专用打印纸、手工账本、笔、记录本、回形针、订书机、胶带、暂停结算牌、验钞机、发票等。

（4）按顺序逐个打开电脑、收银 POS 机、打印机、验钞机等，检查所有设备是否运转正常，后台服务器与前台收银机连接是否正常，信息传输是否正确。

（5）收银员用个人工号登录收银 POS 机，查看相关信息，检查收银 POS 机当前日期时间是否正常，如有异常应及时上报。

（6）班次值班经理将准备好的备用金（找零金）交予收银员，收银员清点并签字确认。

（7）了解当日的特价商品、价格变动和相关促销活动等最新资讯。

（8）打开收银通道，正式开始收银工作。

（二）营业中的工作规范：收银工作流程

（1）询问有无会员卡。收银员面带微笑，主动问好"您好"，并且双手接过顾客手中的商品。收银员在扫描商品之前，首先询问顾客有没有会员卡。比如，"请问您是我们的会员吗？""麻烦您出示一下会员卡或报一下手机号码"。若顾客还不是会员，则应主动邀请顾客加入会员，并简单说明会员给顾客带来的便利和实惠。

（2）核对会员信息。确认对方身份，避免录错电话号码。比如，"请问是王××先生吗？"

（3）告知换购或促销信息。从商品活动、会员专享、新品推荐、疗程用药、联合用药等方面主动介绍，避免强硬推销或推介时过于敷衍。举例如下：

1）"我们现在正在进行××活动，原价××元的××，现在仅需××元，它有××作用，您要带上两盒吗？"

2）"您购买的××商品有××活动。"

3）"今天是会员日，您可以享受买满××元获赠××的活动，您再多买一盒××就可以参加了/今天是会员日，购物双倍积分，建议您多买两盒××，明天就没有那么优惠了。"

4）"这个季节比较干燥，我们现在有新到货的××商品，您要不要来一盒。"

5）"××商品，一般 4 盒 1 个疗程，今天买 3 盒还另外换购 1 盒，刚好 1 个疗程，非常实惠，建议您直接买 4 盒。"

6）"如果要补铁的话，您买的××商品搭配上××商品可以更好地促进铁的吸收，建议您再带上 1 瓶××商品"等。

（4）商品录入并收银。商品录入之前，可询问顾客是否需要购物袋。收银员根据装袋技巧有选择性地扫描商品,可以边扫描边装袋,也可以最后一起装袋。在此过程中,收银员应该快速、准确地找到商品条形码进行扫描,一边扫码一边核对系统中商品的品名、规格、数量是否与实物相符。需要注意的是,商品条形码由13位数字组成,长短不一,而药品电子监管码由20位数字组成,长短一致,并不是收银需要扫描的条形码,要注意区分。

扫码完成后,声音洪亮地为顾客报价"您购买的商品一共××元",询问顾客的支付方式"请问您怎么支付呢"。如果顾客用现金支付,向顾客唱收"收您××元",准确快速地进行验钞,操作收银POS机,运用收银找零技巧为顾客找零,把找补的零钱双手递给顾客,注意大面额的钞票在下,小面额的钞票在上,大声向顾客唱付"找您××元"。

(5)递小票和商品。收银员礼貌地把收银小票和商品双手递给顾客,"这是您的小票和商品,请您核对并保管好购物小票"。

(6)送别顾客。面带微笑,礼貌送客,"谢谢,请慢走"。提醒顾客带好随身携带的物品。若有合适的时机,可以送至门口进行用药指导。

(三)营业后的工作规范:收银交接班管理

目前,大部分药店采取早班和晚班交替工作制,早班一般从 8:30 到 15:30,晚班一般从 15:30 到 22:30。

(1)早晚班交班时,收银员在收银台展示"暂停收银"的作业指示牌。晚班结账时,应在所有顾客离开药店后进行。

(2)收银员的交接班工作在值班经理的监督下进行,早班收银员打印结账小票,当面清点钱箱中所有的营业款、备用金、刷卡单据、医保单据、发票等相关票据和物品等,核对无误后,如实填写收银交班记录。同时晚班收银员清点门店备用金数额是否正确,确认无误后签字,交接完毕。由晚班收银员登录收银POS机,开始晚班工作。

(3)当日当班营业款要根据公司的要求及时处理,如立即到银行存进指定公司账户,或者暂存保险箱等。

(4)在清点收银款项和票据的过程中如果出现了与结账小票内容不符的情况,收银员应当再次清点核对,查找原因。若出现多收(长款),应按照公司规定上缴;若出现少收(短款),则由当班营业员补足;不论是多收还是少收,必须填写《收银长(短)款报告单》,如实登记。

四、药店收银工作的相关技巧

1. 商品装袋技巧

收银员在为顾客结账时,需要询问顾客是否需要购买购物袋。在帮助顾客装袋的过程中,注意将大盒的商品或重量大的商品先放在袋子底部,依次放小盒及重量轻的商品,尽量码放整齐。若有瓶装商品,则放在袋子内侧,避免碰碎。收银员把装好商品的袋子双手递给顾客,并注意待顾客拿稳袋子了才能松手。

2. 真伪货币识别技巧

(1)转动。正面中部面额数字为光彩光变面额数字,改变观察角度,颜色会发生变化,并可见一条亮光带上下滚动。在转动的过程中,观察右侧的安全线,颜色在红色和绿色之间变化。透光观察安全线,还可以看见货币符号与面额数字。新版50元面额钞票的安全线上还有亮带上下滚动。

药店顾客服务

（2）触摸。正面毛泽东头像、国徽、"中国人民银行"行名、装饰团花、右上角面额数字、盲文面额标记及背面主景（除了 1 元纸币背面是胶印）均采用雕刻凹版印刷，会有明显的凹凸触感。

（3）透光。多层次水印位于票面正面左侧，透光观察，50 元可见毛泽东头像水印，20 元、10 元、1 元可见不同的花卉图案水印。白水印位于票面正面左侧下方，透光观察可见面额数字。票面正面左下角和背面右下角均有面额数字的局部图案，透光观察可见正背面图案组成一个完整的面额数字。

3. 货币找零技巧

在现金结账的过程中往往需要给顾客找补零钱，由于每个班次的备用金是有限的，为了节约零钞，收银员需要使用一些找零技巧。货币找零技巧的原则是"凑五"或"凑十"。例如，应找零 24 元，收银员应当礼貌地询问顾客"请问您有 1 元零钱吗？"，这样就可以找 25 元给顾客。如果应找零为 48 元，收银员应当礼貌地询问顾客"请问您有 2 元零钱吗？"，这样就可以找 50 元给顾客。在运用此技巧的过程中，需要密切注意自己钱箱中零钱的情况，选择合适的时候运用。而且在询问顾客的过程中要有礼貌，若顾客没有零钱，也不勉强，仍表示感谢和理解。

4. 收银台防损技巧

（1）防止商品被盗。收银台附近往往陈列了很多小商品，而且排队的顾客众多。收银员在繁忙的工作过程中，特别要注意防止有人乘机偷盗。

（2）防止遗漏结账。在结账的过程中，必须根据顾客实际需要，将结账的商品进行依次扫码，不可口头报数结账。注意观察顾客或顾客所带的小孩是否有拿取未结账的商品，避免遗漏而造成损失。

（3）防止现金掉包。对于大面额的现金结账要特别谨慎，必须认真识别货币的真伪。特别是在顾客较赶时间或行迹比较可疑的情况下，更要心细、认真、处变不惊，避免收到假币或真币被掉包。

五、药店收银工作的注意事项

（1）不可随意离开收银区域，特殊情况必须离开收银作业区时，须征得值班经理的同意，并告知离开的原因和返回时间，退出 POS 机收银界面，锁定收银机（含钱箱），出示"暂停收银"指示牌后方可离开岗位。

（2）若验钞机无法判断货币真假，或货币已残缺无法使用，应礼貌地向顾客提出更换。如果收到伪钞、残钞，由收银员承担赔偿责任。

（3）营业期间不得清点收银机中的钱款。除了收款或找零外，收银钱箱不得开启，钱箱钥匙由值班经理保管。如果遇到特殊情况应通知值班经理处理。

（4）掌握必要的商品知识，保持亲切友善的笑容，耐心地回答顾客的提问。

（5）在收银过程中，注意通过外包装和收银系统显示的信息观察商品是否已经过期或者近效期。

（6）对于价格较高的商品，可能采取空盒陈列，收银时要注意更换空盒。

任务3 药店收银服务

药店里的那些事儿

　　周末早上店里顾客稀少，今天只有两人上班，值班负责人去上厕所的时候，场内只剩收银员。此时进来一位顾客购买酒精和棉签，购买的金额是 4.6 元，顾客支付 50 元现金。找零时，收银员发现差 4 角零钱，此时顾客催得很急，收银员询问顾客是否需要多带一包棉签，折后刚好 4 角。顾客不耐烦地说，快去拿过来。收银员着急地赶紧跑到货架拿棉签，回来时顾客已不在收银台，而且钱箱处于打开状态。收银员才反应过来，刚才没有关好钱箱便去拿货了，赶紧检查钱箱，发现钱箱里 100 元面额的现金都不见了，共计 300 元。收银员后悔莫及，责怪自己没有关好钱箱导致损失 300 元。

　　收银员放松防范意识，违反收银作业纪律，离开收银台不锁定 POS 机和钱箱，就有可能造成重大的经济损失。

药店顾客服务

 任务实施

按照表 3-1 的收银工作流程快速完成各种类型的收银结算。

表 3-1　收银工作流程与注意事项

序号	实施步骤	操作流程/话术举例	注意事项
1	询问有无会员卡	1. "您好,请问您是我们药店的会员吗?" 2. 双手接过商品。	1. 若是会员,请顾客出示一下会员卡或报一下手机号码。 2. 若不是会员,应该邀请顾客加入会员,并说明会员的权益。
2	核对会员信息	"请问是王××先生吗?"	用全名加先生、女士、叔叔、阿姨称呼。
3	告知换购或促销信息	"我们现在正在进行××活动,原价××元的××,现在仅需××元,它有××作用,您要带上 2 盒吗?"	1. 换购或者促销活动的话术要熟练。 2. 从商品活动、会员专享、新品推荐、疗程用药、联合用药等方面主动介绍,避免强硬推销或推介时过于敷衍。
4	商品录入并收银	1. 依次扫描商品条形码,核对商品信息。 2. "您的商品一共是××元,请问怎么支付?" 3. "收您××元,找您××元。"	1. 要注意区分商品条形码(13 位,长短不一)和药品电子监管码(20 位,长短一致)。 2. 若是现金支付则需要唱收唱付,运用辨别货币真伪和找零技巧。 3. 声音要洪亮,保证顾客可以听清。 4. 双手接递现金或卡。
5	递小票和商品	"请您核对并保留好小票,这是您的商品。"	1. 双手递小票和商品。 2. 在合适的时机可以进行用药指导。
6	送别顾客	"请慢走。"	提醒顾客带好随身携带的物品,送至门口。

3-10

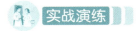

医保卡收银

收银员 您好,女士,请问您是我们药店的会员吗?

是的。 顾客

(出示会员卡)

收银员 请问是张倚天女士吗?

是的。 顾客

收银员 张女士您好,您卡上的积分有 800 分,1 000 分即可兑换 8 元提货券,您可以继续累积。您现在可以关注我们的微信公众号,手机绑定会员卡,随时关注积分情况并进行积分兑换。

张女士,您今天购物还能参加我们的换购活动,草晶华黄芪破壁饮片,原价 68 元,现只需 2 元换购 1 罐或 4 900 积分兑换 1 罐,补气养血,提高免疫力,您看带 1 罐还是 2 罐?

那就换 1 罐吧。 顾客

收银员 张女士,板蓝根颗粒原价 25 元,折后 24 元,枸杞子原价 59 元,折后 57 元,加上换购的 2 元,总共 83 元,请问您怎么支付呢?

刷医保卡。 顾客

收银员 请问是区医保还是市医保呢?

区医保。 顾客

收银员 医保卡可以刷 81 元,但换购的 2 元只能微信、支付宝或现金结账。

3-11

药店顾客服务

好的,那我给你现金吧。 顾客

收银员 收您 10 元现金,找您 8 元,请收好。

收银员 请您在这里输入您的医保卡密码并按确认键。

收银员 张女士,这是您的医保单和购物小票,请核对并保留好,板蓝根颗粒药品一天 3 次,一次 1 袋,其他药品请按说明书服用。请慢走。

任务评价

任务评价的具体内容与评分标准见表3-2。

表3-2 学习评价考核表

（班级：_____ 姓名：_____ 学号：_____）

序号	考核内容	配分	评分标准	自评	互评	考评	得分
1	询问有无会员卡	10	1. 收银礼仪不规范,扣10分。 2. 未询问有无会员卡,扣10分。 3. 若无会员卡,未主动邀请加入会员,扣5分。 4. 没有双手接过商品,扣10分。				
2	核对会员信息	10	1. 未核对会员信息,扣10分。 2. 未用尊称,扣5分。				
3	告知换购或促销信息	10	1. 未进行换购或促销活动信息告知,扣10分。 2. 促销时过于强硬,扣5分。				
4	商品录入并收银	50	1. 扫错商品条码,1次扣10分。 2. 收银POS机使用不熟练,扣20分。 3. 未在指定时间完成收银操作,扣10分。 4. 不能熟练运用收银标准话术,扣20分。 5. 收取了假币,扣30分。 6. 没有运用找零技巧,扣10分。 7. 现金找零错误,扣20分。				
5	递小票和商品	10	1. 未双手递小票和商品,扣10分。 2. 遗漏顾客的小票或商品,扣10分。				
6	送别顾客	10	没有送别话语,扣10分。				
	合计						

> **拓展提升**

一、收银员的行为规范

（一）必须遵守的行为规范

（1）必须按照规定整齐着装、发型规范、淡妆上岗、站姿端正。
（2）必须遵守药店的各项规章制度。
（3）必须精神饱满、主动热情、微笑待客。
（4）必须文明礼貌，使用普通话、文明用语。
（5）必须保持收银台干净整齐。
（6）必须保持账款一致。

（二）坚决抵制的行为规范

（1）不准在收银台内聊天、嬉笑、打闹、看书、看报。
（2）不准擅自离台、离岗、停台。
（3）不准将私人的物品带进工作场所。
（4）不准以盘点、结账为借口，拒收和冷落顾客。
（5）不准在收银台内会客、吃东西、喝饮料，将水杯放在收银台上。
（6）不准踢、蹬、跷、靠、坐收银台。
（7）不准未到下班时间私自关闭收款机或拒收。
（8）不准出现和顾客争吵、辱骂、殴打现象。

二、收银员的工作态度

（1）保持仪表端庄、清爽，给顾客一个良好的印象。
（2）对待顾客态度友善和蔼，反应迅速。
（3）热情且有礼貌地回答顾客询问。
（4）熟悉本职工作，提高工作效率，减少顾客等候的时间。
（5）说好每一句话，确保整个收银过程让顾客满意。
（6）不准挑拣顾客（即挑拣不同金额、不同收款难易度的顾客），严禁拉帮结派，抢夺顾客。

三、收银员的服务用语

（1）暂时离开收银台应说"请您稍等一下"。
（2）重新回到收银台时应说"真对不起，让您久等了"。
（3）自己疏忽或没有解决办法时，应说"真抱歉"或"对不起"。
（4）遇到顾客抱怨时，应仔细聆听顾客的意见，采用笑脸相迎，回避争辩的方式，淡化处理。
（5）如果问题严重，不要立即下结论，而应请值班经理或店长出面向顾客解释，用语为"是的，我明白您的意思，我会将您的建议汇报店长并尽快改进"。

四、收银员易犯的错误

（1）漏收（不收）。

（2）错收（数量多收、少收）。

（3）串收（品种规格错误）。

（4）漏积分和错积分（收银前应询问是否有积分卡）。

（5）特价没限制（给特价商品积分、每人每天超过规定数量）。

（6）偷积顾客的积分（对于没卡顾客，积分到自己或其他人的账户）。

五、收银过程中的特殊情况处理

（一）收银扫码特殊情况处理

收银扫码特殊情况处理见表3-3。

表3-3　收银扫码特殊情况处理

名称	原　因	处 理 措 施
条码失效	① 条码损坏、有污渍、磨损； ② 临时称重计价的条码印刷不完整、不清楚。	① 在同样商品中找到正确的商品条码或用手工录入的方式解决； ② 重新计价印刷条码。
条码无效	① 编码错； ② 条码重复使用、假码。	① 电话询问附近门店该商品编码价格，手工输入编码收费； ② 将例外记录由部门跟踪来解决。
多种条码	① 商品的包装改变，如搭配销售； ② 促销包装商品的赠品条码有效。	① 核实正确的条码； ② 由部门跟进所有的非正确条码，必须予以完全的覆盖。
无条码	① 商品本身无条码； ② 商品的条码失效。	① 找出正确的条码或手工输入品名； ② 由部门跟进剩余商品的条码检查。

（二）付款特殊情况处理

付款特殊情况处理见表3-4。

表3-4　付款特殊情况处理

名称	处 理 措 施
伪钞	① 如对钞票的真假发生异议时，应进行伪钞鉴别； ② 当收银员不能做判断时，请求收银管理层帮助； ③ 如确认是伪钞，要求顾客更换； ④ 如顾客因此产生争执，事态严重可报警处理。
残钞	① 请求顾客更换； ② 如不影响使用的，可接受。

续　表

名称	处　理　措　施
刷卡不成功	① 向顾客道歉，并说明需要重新刷卡； ② 如属于机器故障或线路繁忙问题，更换机器重新刷卡； ③ 如属于线路故障问题，请求现金付款； ④ 如属于卡本身的问题，可向顾客解释，请求更换其他银行卡或现金付款。

（三）找零特殊情况处理

找零特殊情况处理见表 3 - 5。

表 3 - 5　找零特殊情况处理

名称	处　理　措　施
无零钱	① 收银员必须随时保证有足够的零钱； ② 如果零钱不足，在值班经理的同意下可以到银行更换或者向其他收银员兑换，不得暂借或用私人的钱垫付； ③ 必须如数找零，不能用小糖果等代替零钱； ④ 如遇到零钱不足无法找给时，请求顾客稍微等待，兑换后再找零； ⑤ 主动应用找零技巧。
顾客不要的零钱	① 如有顾客不要的少量硬币，必须放在收银箱的外边； ② 如有顾客硬币不够数，可用①所说硬币充数。
顾客请求	① 如顾客对找给的零钱有要求，不能拒绝顾客，应满足顾客的要求； ② 如顾客不购物也要求兑换零钱，应满足顾客，不能拒绝； ③ 如顾客对找给的零钱不满意，必须满足顾客要求，给予兑换。

自测巩固

1. 药店收银员从事的主要工作不包括（　　）。
   A. 收银结账服务　　　　　　　　　　B. 收入款项的管理与上交
   C. 连带促销和防损　　　　　　　　　D. 销售发票等会计凭证的开具与整理
   E. 为顾客测量血压

2. 药店收银员应具备良好的职业道德，包括（　　）。
   A. 爱岗敬业，忠于职守　　　　　　　B. 遵守法规，依法办事
   C. 廉洁奉公，不谋私利　　　　　　　D. 保守秘密，诚实可信
   E. 以上均是

3. 药店收银员的工作职责规定（　　）。
   A. 可以带私人物品上岗　　　　　　　B. 收银时可以坐着为顾客服务
   C. 可随意更换收银台　　　　　　　　D. 在收款中做到快、准、稳
   E. 营业款执行"长补短缴"的规定

3-16

4. 药店收银系统简称( )。

　　A. SOS 系统　　　　　　　　B. POS 系统　　　　　　　　C. SOP 系统

　　D. GSP 系统　　　　　　　　E. GAP 系统

5. 收银进行商品录入时扫描的条形码是( )。

　　A. 10 位　　　　B. 13 位　　　　C. 15 位　　　　D. 18 位　　　　E. 20 位

6. 使用医保卡购买药品时,收银员最后须把什么颜色的结算单据给顾客?( )

　　A. 红色　　　　B. 橙色　　　　C. 黄色　　　　D. 绿色　　　　E. 蓝色

7. "您购买的商品一共 98 元,收您 100 元,找您 2 元",属于收银工作流程中的( )。

　　A. 核对会员信息　　　　　　　　B. 询问有无会员卡

　　C. 告知换购或促销信息　　　　　　D. 递小票和商品

　　E. 商品录入并收银

8. 货币找零技巧的原则是( )。

　　A. "凑三"　　　B. "凑四"　　　C. "凑五"　　　D. "凑六"　　　E. "凑七"

9. 下列不属于收银台防损技巧的是( )。

　　A. 防止商品被盗　　　　　　　　B. 防止遗漏结账

　　C. 防止货币掉包　　　　　　　　D. 防止商品过期

　　E. 防止收到假币

10. 收银时当商品条形码无法扫描出结果时,应当( )。

　　A. 手动输入商品的名称　　　　　　B. 更换扫描枪

　　C. 上报公司相关部门　　　　　　　D. 劝顾客退货

　　E. 关闭收银系统,暂停结账

（陈　诚　孙雪林）

任务4　用药指导服务

 任务情境

营业员：您好，请问有什么可以帮到您？
顾客：您好，我家里的阿司匹林肠溶片吃完了，我想再来买一瓶。
营业员：请您稍等，(拿出两种不同的阿司匹林肠溶片)请问这两种阿司匹林肠溶片您需要哪一种？
顾客：这两种有什么区别？我看一下。
顾客拿到手中仔细查看两种阿司匹林肠溶片的包装盒，发现：
第一种阿司匹林肠溶片
【适应证】抗血栓：本品对血小板聚集具有抑制作用，可防止血栓形成，临床用于预防一过性脑缺血发作、心肌梗死、心房颤动、人工心脏瓣膜、动静脉瘘或其他手术后的血栓形成。也可用于治疗不稳定性心绞痛。
【规格】25 mg
第二种阿司匹林肠溶片
【适应证】用于普通感冒或流行性感冒引起的发热。也可缓解轻至中度疼痛，如头痛、牙痛、神经痛、肌肉痛、痛经及关节痛等。
【规格】0.3 g
营业员：请问您要治疗什么疾病？
顾客：我感冒了，有点发烧头痛。
营业员：(指着规格为0.3 g的阿司匹林肠溶片)那您应该需要这种阿司匹林肠溶片。
顾客：为什么都叫阿司匹林肠溶片，治疗的疾病还不一样啊？
营业员：阿司匹林肠溶片有不同的规格，您拿的这种每片0.3 g的是用于解热镇痛的，每次服用0.3~0.6 g，每日3次；另外一种阿司匹林肠溶片的规格是每片25 mg的，主要用于抑制血小板聚集，是用来防治心脑血管疾病的。因此，两种阿司匹林肠溶片的规格不一样，适应证也不一样。

请思考：请问还有什么药品的规格不同，适应证也完全不同？

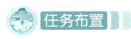 **任务布置**

能按要求完成常用药品的用药指导工作。

4-1

药店顾客服务

任务分析

随着现代医药的飞速发展,新的医疗技术及非处方药品的广泛应用,药店工作人员不能简单地作为药品的供应者或调配者,而应当是正确选用药品的建议者和监督者,同时也是安全合理用药的服务者。因此,指导合理用药是药店顾客服务的关键,也是药店顾客服务的核心。

一、用药指导的基本要求

1. 对药店工作人员的基本要求

药店工作人员应具有医药专业知识,通晓药物的临床应用知识、正确使用方法和贮藏要求,具备药物治疗设计、推荐、监测、评估技能,具有药物信息采集和分析判断能力,具有良好的沟通技能与服务态度,能够探讨与实践药物临床运用,保障顾客用药安全、有效。

> **药店里的那些事儿**
>
> 一天早晚班交接完毕后,新员工小赵请教店里的张药师关于考药师的问题,小赵大专刚毕业1年,不知道自己能考什么证。张药师为解答小赵的疑问,把执业药师和药师的考证要求和考试科目列了出来。
>
> 执业药师资格证书是新开一家药店必备的证件,该证书全国通用,是一本含金量相当高的证书。其考试由国家药品监督管理局与人力资源和社会保障部共同负责,每年考1次(一般是每年的7~8月份报名,10月份考试),以4年为一个周期,参加全部科目考试的人员须在连续4个考试年度内通过全部科目的考试。考试科目包括4门:"药事管理与法规""药学专业知识(一)"(含药剂学、药物化学、药效学、药物分析)、"药学专业知识(二)"(含临床药物治疗学、临床药理学)、"药学综合知识与技能"。
>
> 报考条件:①取得药学类专业大专学历,在药学岗位工作满5年;②取得药学类专业大学本科学历或学士学位,在药学岗位工作满3年;③取得药学类专业第二学士学位、研究生班毕业或硕士学位,在药学岗位工作满1年等。
>
> 药士、药师、主管药师是卫生专业技术资格,俗称药学职称,是在医疗单位工作的药学人员必须要考取的证书。每年考1次(一般是每年的12月份报名,4~5月份考试),以两年为一个周期,所有4个科目在2年内全部合格者可申请该级专业技术资格。考试科目包括4门:"基础知识"(含生理学、生物化学、微生物学、天然药物化学、药物化学、药物分析)、"相关专业知识"(含药剂学、药事管理)、"专业知识"(含药理学和生物药剂学)、"专业实践能力"(含临床药物治疗学岗位技能和专业进展)。
>
> 报考条件:①参加药士资格考试须取得药学专业中专或专科学历,从事本专业技术工作满1年。②参加药师资格考试须取得药学专业中专学历,受聘担任药

士职务满5年;或取得药学专业专科学历,从事本专业技术工作满3年;或取得药学专业本科学历或硕士学位,从事本专业技术工作满1年。③参加主管药师资格考试须取得药学专业中专学历,受聘担任药师职务满7年;或取得药学专业专科学历,受聘担任药师职务满6年;或取得药学专业本科学历,受聘担任药师职务满4年;或取得药学专业硕士学位,受聘担任药师职务满2年;或取得药学专业博士学位。

2. 对药店工作的基本要求

(1) 处方药。药店工作人员要全面了解顾客在疾病治疗方面的问题,了解医师的医嘱交代,了解顾客既往病史和日常的生活方式等,使用通俗易懂的语言和开放性的问句指导顾客合理用药。比如,说明处方内容,提示药品包装标识,解释医院自制的用药指导单、疾病治疗手册、特殊给药器械的指导说明等。

(2) 非处方药。药店工作人员应根据顾客的疾病情况和药物的剂型特点,引导顾客选购适宜的药物,并说明使用方法。比如,皮肤外用药分为软膏、溶液等不同剂型,面部皮肤损伤时,若损伤部位红肿特别明显,甚至有渗出液,用软膏就会加重病情,此时应选用溶液湿敷;痤疮顾客面部比较油腻,若涂抹油脂含量较高的油剂、霜剂会堵塞毛孔,导致症状加重而诱发病菌感染,故该类顾客适合选用乳剂、水剂。

药德思政:爱岗敬业

有这样一名年轻的医院药师,她叫徐媛,她每天做着几乎相同的工作,忙忙碌碌。她是如此平凡,毫不起眼,日复一日地为病人配药、发药。

几年前的一天,一位上呼吸道感染的患者前来取药,他的药是 V_C 银翘片和诺氟沙星胶囊。取药过程中得知患者打算把药物给孩子服用,徐媛及时劝阻,"诺氟沙星胶囊会影响骨骼发育,18岁以下的未成年人不可使用",那位年轻的母亲听后连连致谢。

几年来,她一直在窗口默默地工作,数不清有多少次,她耐心解答用药疑惑;数不清有多少时刻,患者对她点头称赞。

她是千千万万个工作在医疗第一线药师的缩影。药师,一个极其普通的岗位,可他们却用自己的知识和热情默默地奉献着、呵护着人们的健康。

对于药师来说,爱岗敬业,就是一份责任;爱岗敬业,就是一种奉献;爱岗敬业,更应该是你我心中最为永恒的信念!

二、用药指导的基本内容

药店工作人员在药品销售的过程中应向顾客说明药品名称、用药时间、用药方法及用药剂量、注意事项及不良反应、药品贮藏保管方法等,提高顾客的依从性。

（一）药品名称

药品名称的表述方式主要有通用名、商品名。

1. 药品通用名称

通用名称是指列入国家药品标准的药品名称,具有强制性和约束性。同一种成分或相同配方的药品,无论在何处生产,其通用名一定是相同的。已经作为药品通用名称的,不得作为药品商标使用。

2. 药品商品名称

商品名称是指不同厂家生产的同一种药物制剂的药品名称,简称商品名。商品名若经过注册,则具有专用权,不得仿用。商品名是药品质量的标志和品牌效应的体现,也是专利保护的一项重要措施,如左氧氟沙星注射液这一通用名就有"利复星""左克"等不同的商品名。

（二）用药时间

现代医学研究证实,很多药物的作用、不良反应与人体的生物节律有密切的关系。同一药物在不同时间服用,疗效不一。因此,药品应在适宜的时间服用,效果最佳。除了考虑人体生物节律、药物作用机制之外,用药时间还受到患者的病情、患者联合用药的情况、药物的制剂工艺、医生用药经验等多种因素的影响,故以下列举一些常见的用药时间,具体问题还须具体分析。

1. 宜清晨空腹服用的药品

（1）肾上腺皮质激素。如泼尼松、泼尼松龙、倍他米松、地塞米松等,在早晨7～8时服用可避免药物对激素分泌的反射性抑制作用,减轻对垂体前叶抑制的副作用,减少不良反应的发生。

（2）抗高血压药。如氨氯地平、依那普利、贝那普利、拉西地平、缬沙坦等,每日仅服一次的长效降压药宜在早晨7时左右服用,每日服用2次的长效降压药宜在下午4时再服用一次。可有效控制杓型血压(血压早上高晚上低)。

（3）抗抑郁药。抑郁的症状常表现为晨重晚轻,抗抑郁药如帕罗西汀宜清晨服用。

（4）利尿药。如吲达帕胺,晨服可避免夜间排尿次数过多。

（5）泻药。如硫酸镁,晨服可迅速在肠道发挥导泻作用。

2. 宜餐前服用的药品

（1）胃黏膜保护剂。如枸橼酸铋钾、复方氢氧化铝等,餐前服用可充分地附着于胃壁,形成一层保护屏障。

（2）促进胃动力药。如甲氧氯普胺、多潘立酮、西沙必利、莫沙必利等,餐前服用有利于促进胃蠕动和食物的排空,帮助消化。

（3）磺酰脲类口服降糖药。如格列本脲、格列吡嗪、格列喹酮等,餐前服用血浆达峰浓度的时间比餐中服用短。

（4）胰岛素。长、中、短效及预混的胰岛素,餐前注射的时间略有不同。

3. 宜餐中服用的药品

（1）助消化药。如胰酶片,在餐中服用,既发挥酶的助消化作用,又避免被胃液中的酸破坏。

（2）口服降糖药。如阿卡波糖,用餐前即刻整片吞服或与前几口食物一起咀嚼服用;二甲双胍,随餐服用。

(3) 减肥药。如奥利司他,与餐同服可以有效减少脂肪的吸收。

4. 宜餐后服用的药品

大部分对胃肠道有刺激性的药品都宜餐后服用。如保泰松、吲哚美辛、布洛芬、贝诺酯、对乙酰氨基酚、尼美舒利、双氯芬酸钠、西咪替丁、维生素 B_2 等,餐后服用可避免对胃产生刺激。

5. 宜睡前服用的药品

(1) 镇静催眠药。如水合氯醛、司可巴比妥、艾司唑仑、地西泮、硝西泮等,睡前服用可促进睡眠。

(2) 抗过敏药。有中枢抑制作用的抗过敏药服用后易出现嗜睡、犯困现象,睡前服用较安全且有助于睡眠。如异丙嗪、酮替芬等。

(3) 补钙药品。由于人体的血钙水平在午夜至清晨最低,所以睡前补钙效果更佳。

(三) 用药方法及用药剂量

1. 服药姿势

大部分药物最科学的服药姿势是站立,站立时食管呈自然垂直状态,有利于药物下行滑到胃内,便于尽快吸收。坐着尤其是躺着服药,易使药物黏在食管壁上,使药物难以在短时间内到胃部,而且对食管壁还会产生刺激、腐蚀等损害。但是也有一些药物比较特殊,比如硝酸甘油,应坐位或半卧位服药,既可以减少回心血量,又能预防脑部供血不足引起的体位性低血压。

2. 服药用水

(1) 服药一般用温水为宜。切忌用茶水、牛奶、酒、果汁、可乐等服药,如喝牛奶与服药最好间隔 2~3 个小时,以免影响药效,但枯草杆菌二联活菌颗粒(妈咪爱)可用牛奶冲服。

(2) 服用时需少饮水的药物。①消化道黏膜保护药每袋只需 15~30 ml 水冲服,以在较高浓度下形成黏膜保护膜,如枸橼酸铋钾、硫糖铝等。②止咳平喘的糖浆或膏剂在咽部黏膜表面会形成保护性薄膜,以减轻黏膜炎症、缓解咳嗽,所以不宜服药后就喝水,如蜜炼川贝枇杷膏、雪梨止咳糖浆、急支糖浆。③口含片放置在口腔局部用药部位,须保持较高浓度才能取得较好的效果,因此含服 30 分钟内尽量不要饮水,如西地碘、复方草珊瑚含片等。

(3) 服用时需多饮水的药物。①磺胺类、喹诺酮类抗菌药和抗病毒药易引起结晶尿,损害肾脏,如磺胺嘧啶、磺胺甲噁唑、环丙沙星、阿昔洛韦等,服药时应大量饮水,保证每日保持尿量在 1 200 ml 以上,并同时服用碳酸氢钠以碱化尿液。②抗痛风药如别嘌醇、丙磺舒、苯溴马隆等,服药期间大量饮水,可促进尿酸排泄、减轻不良反应。③氨基糖苷类抗生素对肾脏的毒性大,多数在肾脏经肾小球滤过,在尿液中浓度高,宜多喝水以稀释并加快药物排泄,如链霉素、庆大霉素、阿米卡星等。

(4) 有些药物在服用时水温不宜过高,如助消化类(如多酶片、酵母片等)、活菌制剂(枯草杆菌二联活菌颗粒、双歧杆菌乳杆菌三联活菌片等)、维生素 C 等。另外,脊髓灰质炎减毒活疫苗糖丸宜用凉开水送服。

3. 服药方式

(1) 有些药物嚼碎后服用效果好。①嚼碎服用可减轻胃肠负担,如碳酸钙 D_3 咀嚼片(Ⅱ)、葡萄糖酸钙等钙剂。②嚼碎服用可使药效尽快地释放,用于急症发生时,如阿司匹林肠溶片在降低急性心肌梗死疑似患者的发病风险时,建议首次剂量 300 mg,嚼碎后服用以快

药店顾客服务

速吸收。抗酸药复方氢氧化铝片在胃痛发作时可嚼碎后服用。③嚼碎后服用利于药物在消化道的吸收,如助消化药干酵母。

(2) 有些药物不宜嚼碎服用。①特殊制剂不宜嚼碎,如缓释片、控释片、肠溶片、胶囊等;②嚼碎服用会被胃液破坏而失效,如多酶片、胰酶片等。

(3) 特殊包装的药品,有特殊的使用方法。如利福平滴眼液内附药片,须先溶解后再滴眼;噻托溴铵粉吸入剂附带的胶囊须放到吸入装置内刺破吸入,而不能直接吞服胶囊;有的药品包装内有干燥剂或抗氧化剂,须提示不能内服。

4. 常用剂型使用方法

(1) 普通片剂/胶囊。先喝水润湿口腔,把片剂或胶囊放在舌根部,用150~200 ml的水送服。如服用胶囊剂,要增加饮水量,否则胶囊易黏附在胃壁上,导致局部浓度过高,刺激胃黏膜。如果药片或胶囊过大,可以将药品捻碎、胶囊倒空,置于汤勺中,用水混合后服下。对于滴剂型的药品,若患者不方便吞服,可以剪开一个口,然后把药液挤入口中。

(2) 肠溶片/缓释片/缓释胶囊/控释片。必须完整吞服,不可捻碎或嚼碎后服用。

(3) 散剂。用水混合后吞服,注意不可干服。

(4) 泡腾片。口服泡腾片时,先用150~200 ml的凉开水或温水浸泡,待药物充分崩解和释放,看到片剂完全溶解或气泡消失后再饮用,不可直接服用或口含,避免泡腾片卡在咽喉处释放二氧化碳而发生窒息。

(5) 咀嚼片。先要在口腔内充分咀嚼,后宜喝少量温开水送服。还有一些特殊的药物虽通用名中没有写明咀嚼片,但也应该嚼碎后服用,如干酵母片、维D_2磷葡钙片。

(6) 普通含片。放在面颊和齿龈之间含化。切勿在含有药片的情况下入睡,以避免造成窒息。

(7) 舌下含片。把药品放在舌下,闭上嘴,舌下聚集口水,减少咽口水的频率,保持几分钟。5分钟后才能喝水,30分钟后才能进食。

(8) 软膏剂/乳膏剂。属于外用制剂,须清洗患处皮肤并擦干,将药膏直接涂抹于患处,轻轻按摩患处,使药物被皮肤吸收,直至药膏消失。皮肤贴剂尽量选择无毛发,或者刮尽毛发的部位,贴上药品即可。注意每次贴用的时间不宜太长,及时更换新的贴剂,保证给药的连续性。对橡胶膏过敏、皮肤溃烂有渗液者及外伤合并感染化脓者不宜贴用。

(9) 滴眼液。在使用时,先把手洗净擦干,双眼睁开向上看,用拇指或食指将眼睑下拉形成小囊,滴药液至小囊,闭上眼睛,用手指按压鼻侧眼角1~2分钟。若须同时使用两种药液,宜间隔10分钟。

(10) 眼膏。使用类似于滴眼液,挤出约1 cm长的线状眼膏,置于下拉眼睑形成的小囊中,闭上眼睛。

(11) 滴耳剂。使用之前先将滴耳剂用手捂热,以使其接近体温,将头偏向一侧,受感染的耳朵朝上,一只手抓住耳垂轻轻向后上方拉起,耳道变直,另一只手持滴管,手掌根置于耳廓旁,滴管滴入规定剂量的药液,轻压耳屏数次,使药液进入中耳腔。

(12) 滴鼻剂。张大鼻孔,将头后仰,滴药液至鼻腔,保持5~10秒,轻吸鼻2~3次。

(13) 鼻腔用喷剂。不用后仰,直接将喷雾器喷嘴插入鼻孔,挤压喷雾器,吸气即可。将喷雾器从鼻孔抽出之前,不要松手,防止鼻腔内的黏液和细菌进入喷雾器内污染药物。

(14) 气雾剂。首先稍微摇晃,打开外盖,抬头30°~45°,减少口腔和气道的死角,张口缓

4-6

慢呼气,将气雾剂喷头放进嘴里,在摁下按钮的同时吸气,吸气后屏气大约10秒,用鼻慢慢呼气。若使用的是糖皮质激素类平喘药气雾剂,用气雾剂后3分钟要用清水漱口,去除上咽部残留的药物,以免引起霉菌感染。

(15)直肠栓剂。先上厕所排便清空肠道,然后洗手擦干,侧卧位躺在床上屈膝,分开两腿,手指戴上指套取出栓剂,将栓剂的尖端朝里,推至直肠深处,合拢双腿侧卧15分钟。

(16)阴道栓剂。清洗作用部位,平躺在床上,屈起双膝,戴上指套取出栓剂,将栓剂的尖端朝里,推入阴道中,合拢双腿并保持仰卧姿势20～30分钟。

5. 用药剂量

用药剂量的选择是保证使用药物安全有效的重要因素。在选择用药剂量时,既要保证药物能达到治疗目标,又要避免因个体差异而出现严重不良反应。一般用药剂量应按照《中国药典》或药品说明书规定。除非必要,不应超过极量用药,否则会引起医疗事故,而承担相应法律责任。

用药剂量应因顾客具体情况而异。60岁以上的老年人,由于机体各器官功能有一定程度的下降,一般可用成人剂量的1/2～3/4。小儿由于各器官功能发育还不完善,对药物也比较敏感,通常用药剂量比成人小,一般按体重计算或按成人剂量折算后给药。

(四)注意事项及不良反应

1. 注意解释异常状况

有些药物在使用过程中,会使机体产生异常反应。如服用铋制剂后舌苔、大便呈灰黑色;服用利福平后尿液或泪液呈桔红色;服用枸橼酸铋钾使舌苔及大便呈灰黑色;服用硫酸亚铁的患者大便呈黑色;服用维生素B_2小便呈黄色等。应向患者说明这些现象对机体没有损害,停药后会消失,避免患者恐慌。

2. 注意防范不良反应

有些高血压患者在服用血管紧张素转换酶抑制剂(卡托普利)时会发生干咳,要告知患者这是该类药物最常见的不良反应,不必惊慌。如果干咳不是很明显,建议不要换药;如果干咳很严重,甚至影响睡眠,则应在医师的指导下更换其他药物。服用氟喹诺酮类的药物,应避免过多暴露于阳光中,因其可发生光敏反应,一旦发生光敏反应须立即停药。

(五)药品贮藏保管方法

绝大多数药品很容易受到环境因素(如光线、湿度和温度等)的影响发生物理、化学变化而引起变质,轻则药效下降或无效,重则会影响患者健康或加重病情。因此,应向顾客说明药品贮藏保管的方法。

1. 密闭贮藏

有些药品久置空气中易风化,如硼砂、硫酸镁等;有些药品长期接触空气会被氧化,如维生素C、鱼肝油滴剂等;有些药品易挥发,如红花油、碘酒及其他含酒精的制剂。应密闭贮藏这些药物,将其放在玻璃瓶内,并将瓶口封严。

2. 避光贮藏

有些药品,如氨茶碱、维生素C、硝酸甘油等,在光线作用下会变质,应放置在棕色瓶中并置于暗处贮藏。

3. 防潮贮藏

有些药品在潮湿的空气中,易吸收空气中的水分而潮解,出现溶化、发霉、发酵、粘连,如

药店顾客服务

阿司匹林、酵母片、维生素 B_1、含糖多的糖衣片等。此类药物应放在密闭的小瓶内,置于干燥处贮藏。

4. 冷藏贮藏

凡温度过高会变质或变形的药品应放在 2~10℃的低温环境中贮藏,家庭中宜放在冰箱中冷藏,如胰岛素及各种生物制剂(肛门栓剂、阴道栓剂、乳酶生、活菌制剂)等。注意胰岛素注射剂,未开启包装时应置于 2~8℃环境中贮藏,开始使用后不要存放于冰箱中,可在室温下(不超过 20℃)存放 4 周。

5. 室温贮藏

大部分液体制剂在过低的温度下,可能会降低成分的溶解度,以致糖浆中糖类成分析出结晶,浓度与原先不符,故在室温下保存即可,不可放于冰箱中贮藏,如止咳糖浆、抗过敏糖浆等;眼药水一般放在室温下即可,有特别提示的须放在冰箱中冷藏;气雾剂类药品应存放在室内较温暖的地方,以免在使用时发生喷药不畅、药物不匀的现象;乳膏剂保存温度过低会引起基质分层,影响软膏的均匀性与药效,一般须保存在阴凉区(不超过 20℃)。

6. 注意有效期

注意药物的有效期。过期的药物,即使保存得当,也不宜再使用。

三、用药指导流程

1. 进店招呼

整理好仪容仪表,顾客进店接待时使用文明用语,主动迎客,比如"您好,请问有什么可以帮到您?"

2. 询问疾病

首先确定是否为顾客本人用药,然后倾听顾客主诉,边听边询问现病史,比如主要的症状、持续时间、疾病的发生发展等。不同的疾病要询问的内容是不同的,要求全面了解顾客的病情,并能初步判断所患疾病情况。如"请问您哪里不舒服?"

3. 就医史及用药史

还须询问就医史,如"请问您看过医生没有?"用药史,如"吃过什么药?"还可以进一步询问疾病史和过敏史等,儿童还需要询问年龄和体重。

4. 商品推荐及用药依据

根据顾客主述推荐正确的药品。对于处方药,要求有医生的处方;对于非处方药,药师可自行判断推荐。一定要做到对症荐药,不能为了提高自身业绩忽视顾客的真实需求。根据顾客的描述推荐正确的药品,并展示药品。药店工作人员要阐述推荐药品的依据,根据药品的成分或者功效来描述用药依据,做到推荐的每一个药品都有理有据。

5. 用药指导

根据顾客的实际情况介绍药品的用法、用量及使用注意事项。用法、用量介绍一定要准确,必要的情况下可以在药盒上标识清楚。

6. 温馨提示

药店工作人员要针对顾客的实际情况给予相应的生活提示,比如"请您不要吃辛辣油腻的食物""请您多喝水多休息"等。

4-8

任务4 用药指导服务

药店里的那些事儿

　　某天早上,营业员小周当班,一位大爷走进药店想买一瓶维生素B_2,营业员小周问:"大爷,您是不是患有口腔溃疡?"大爷说:"是啊,最近嘴里老是长溃疡。"大爷自认为维生素B_2能够有效治疗口腔溃疡,营业员小周说:"大爷,现在是夏秋交替之际,气候突变时口腔溃疡容易复发,而维生素只能作为预防用药,短期内很难快速缓解口腔溃疡引起的刺痛。"营业员小周给大爷推荐了桂林西瓜霜,"它里面含有多种中药成分,具有清热解毒,消肿止痛的功效。""那这个药怎么用呢?我记得西瓜霜是含片的呀,直接含在嘴里是吗?"大爷问。小周回答:"不是,这个是外用的,您将药物喷、吹或敷于患处,一次适量,一日数次,一般情况下2～3天口腔溃疡就基本可以好转了。"小周还嘱咐大爷要饮食清淡,多喝水。

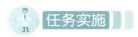

1. 皮肤科用药指导

皮肤科用药指导详见表4-1。

表4-1 皮肤科用药指导流程与注意事项

序号	实施步骤	操作流程/话术举例	注意事项
1	进店招呼	"您好,请问有什么可以帮您的吗?"	语言清晰,礼貌用语。
2	询问疾病	"请问您哪里不舒服?"	要求清楚全面。
3	就医史及用药史	"请问您看过医生没有?"或"吃过什么药?"	1. 如果看过医生,则询问诊断情况。 2. 如果服用过药物,则询问药物疗效情况。同时避免重复用药。 3. 还可询问既往史。
4	商品推荐及用药依据	1. "根据您的描述,应该是真菌感染引起的症状,推荐您抗真菌感染药物硝酸益康唑喷雾剂配合特比萘芬软膏一起使用。" 2. "硝酸益康唑喷雾剂可以抑制皮肤真菌的繁殖,特比萘芬软膏可以长效杀菌,两者配合使用,药效可长达24小时。" 3. "您还可以搭配B族维生素一起服用,提高皮肤的免疫力,防治感染扩散。"	1. 通过询问症状,为顾客提供合理的用药方案,引导顾客做出购买决定。正确选择药品,做到对症下药。 2. 可进行关联导购,提高客单量。
5	用药指导	"硝酸益康唑喷雾剂每日2次,每次1~2喷;特比萘芬软膏每日1次,晚上洗澡后使用;维生素B_2每日1粒,饭后服用。"	告知顾客用法、用量及注意事项,提醒顾客按照说明书服药。
6	温馨提示	"服药期间,饮食清淡,注意个人卫生。"	为顾客提供一些简单的生活咨询及健康指导。

2. 消化系统用药指导

消化系统用药指导详见表4-2。

表4-2 消化系统用药指导流程与注意事项

序号	实施步骤	操作流程/话术举例	注意事项
1	进店招呼	"您好,请问有什么可以帮您的吗?"	语言清晰,礼貌用语。
2	询问疾病	"请问您哪里不舒服?"	要求清楚全面。

续　表

序号	实施步骤	操作流程/话术举例	注意事项
3	就医史及用药史	"请问您看过医生没有?"或"吃过什么药?"	1. 如果看过医生,则询问诊断情况。 2. 如果服用过药物,则询问药物疗效情况。同时避免重复用药。 3. 还可询问既往史。
4	商品推荐及用药依据	1. "根据您的描述,应该是慢性胃炎,推荐您使用铝碳酸镁咀嚼片、奥美拉唑肠溶胶囊和胶体果胶铋胶囊,这3种药可以抑酸、制酸和保护胃黏膜。" 2. "铝碳酸镁为抗酸药,奥美拉唑为胃酸分泌抑制药,胶体果胶铋可以保护胃黏膜。" 3. "您还可以搭配蜂胶一起使用,能够促进受损黏膜修复,效果会更好。"	1. 通过询问症状,为顾客提供合理的用药方案,引导顾客做出购买决定。正确选择药品,做到对症下药。 2. 可进行关联导购,提高客单量。
5	用药指导	"铝碳酸镁咀嚼片一次1片,一日3次;嚼服;奥美拉唑肠溶胶囊一次1粒,一日1次;胶体果胶铋胶囊1次1粒,一日4次;餐前1小时及睡前服用;蜂胶一日2次,一次2粒。"	告知顾客用法、用量及注意事项,提醒顾客按照说明书服药。
6	温馨提示	"服药期间,饮食清淡,注意少吃刺激性食物。"	为顾客提供一些简单的生活咨询及健康指导。

3. 降压药用药指导

降压药用药指导详见表4-3。

表4-3　降压药用药指导流程与注意事项

序号	实施步骤	操作流程/话术举例	注意事项
1	进店招呼	"您好,请问有什么可以帮您的吗?"	语言清晰,礼貌用语。
2	询问疾病	"请问您哪里不舒服?"	要求清楚全面。
3	就医史及用药史	"请问您看过医生没有?"或"吃过什么药?"	1. 如果看过医生,则询问诊断情况。 2. 如果服用过药物,则询问药物疗效情况。同时避免重复用药。 3. 还可询问既往史。
4	商品推荐及用药依据	1. "根据您的描述,你可以继续服用苯磺酸左氨氯地平片,而且现在还有买3换1的活动。" 2. "苯磺酸左氨氯地平片能够有效地控制您的血压,而且还没有明显的副作用。" 3. "您还可以搭配血塞通一起服用,血塞通可以软化血管、改善心脑血液循环,预防血栓。"	1. 通过询问症状,为顾客提供合理的用药方案,引导顾客做出购买决定。正确选择药品,做到对症下药。 2. 可进行关联导购,提高客单量。

4-11

续 表

序号	实施步骤	操作流程/话术举例	注意事项
5	用药指导	"苯磺酸左氨氯地平片和您以前的服用方法一致;血塞通一天3次,一次1片。"	告知顾客用法、用量及注意事项,提醒顾客按照说明书服药。
6	温馨提示	"请您一定要坚持按时服药,饮食少盐,适量运动。"	为顾客提供一些简单的生活咨询及健康指导。

4. 儿童感冒药用药指导

儿童感冒药用药指导详见表4-4。

表4-4 儿童感冒药用药指导流程与注意事项

序号	实施步骤	操作流程/话术举例	注意事项
1	进店招呼	"您好,请问有什么可以帮您的吗?"	语言清晰,礼貌用语。
2	询问疾病	"请问小孩有什么症状?""小孩的年龄和体重是多少?"	要求清楚全面。儿童用药一定要询问年龄和体重。
3	就医史及用药史	"请问您看过医生没有?"或"吃过什么药?"	1. 如果看过医生,则询问诊断情况。 2. 如果服用过药物,则询问药物疗效情况。同时避免重复用药。 3. 还可询问既往史。
4	商品推荐及用药依据	1. "根据您的描述,给您的孩子推荐小儿氨酚黄那敏颗粒。" 2. "适用于缓解儿童普通感冒及流行性感冒引起的发热、头痛、四肢酸痛、打喷嚏、流鼻涕、鼻塞、咽痛等症状。" 3. "您还可以搭配牛初乳加钙一起服用,可以提高小儿抵抗力,缩短病程。"	1. 通过询问症状,为顾客提供合理化的用药方案,引导顾客做出购买决定。正确选择药品,做到对症给药。 2. 可进行关联导购,提高客单量。
5	用药指导	"根据您小孩的年龄和体重,小儿氨酚黄那敏颗粒每天3次,每次1袋;牛初乳加钙每天1次,每次1片。"	告知顾客用法、用量及注意事项,提醒顾客按照说明书服药。
6	温馨提示	"感冒期间多休息,多饮水,多吃水果及容易消化的食物,保持室内空气流通。"	为顾客提供一些简单的生活咨询及健康指导。

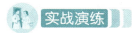

儿童用药指导

营业员　您好,请问有什么可以帮您的吗?

顾客　我的小孩发烧了,有什么药可以退烧吗?

营业员　测量过体温吗?

顾客　量过了,39℃。

营业员　请问您带孩子去看过医生没有?给小孩用过什么药吗?

顾客　没有,就是贴了退热贴,但还是退不下来。

营业员　那您的小孩有没有什么基础疾病啊?

顾客　没有。

营业员　您的小孩有对什么药物过敏吗?

顾客　也没有。

营业员　根据您的描述,那我推荐您给孩子服用布洛芬混悬滴剂。布洛芬属于解热镇痛抗炎药,可以缓解孩子高热的症状。

顾客　这个药也是像退热贴一样放在额头上的吗?

营业员　不是,这个药里面有一个滴管,用滴管把药吸起来就可以挤到孩子的嘴巴里给他喝了。

顾客　那滴管吸多少呢?

药店顾客服务

营业员 这个是根据孩子的体重和年龄来给的药，请问您家孩子有多重呢？如果记不得体重了，告诉我年龄也可以。

我家孩子 13 kg。 顾客

营业员 您家孩子的用量是每次 2 滴管，也就是 2.5 ml，滴管上面有刻度的，您可以仔细查看。

那这个药一天吃几次？ 顾客

营业员 这个药在您孩子体温超过 38.5℃ 的时候才使用，每 24 小时不超过 4 次，而且使用之前请摇匀，使用后请及时清洗滴管。

那如果用了这个药烧还是不退怎么办呢？ 顾客

营业员 如果您家孩子用药 3 天以上，发热未缓解，就请您带上您的孩子去医院就诊。

好的，还有什么要注意的吗？ 顾客

营业员 您孩子发烧的时候可以用温水擦身，多喝水、多休息，还可以继续贴退热贴，但不能食用含有酒精的饮料。

好的，谢谢。 顾客

营业员 不客气，祝您的孩子早日康复。

实战演练

用 药 咨 询

营业员 您好，请问有什么可以帮到您？

4-14

任务 4　用药指导服务

> **顾客**　我想要一盒阿卡波糖片。

营业员　请问您是否看过医生或者以前是否服用过这个药？

> **顾客**　没有用过，但我今天上午去医院，医生建议我用这个药。

营业员　这是您要的阿卡波糖片。

> **顾客**　这个药怎么用啊？

营业员　这个药您先每天吃 3 次，每次吃 1 片，坚持服用 1 周再来我们这里测试一下血糖。

> **顾客**　好的，那是饭前服用吗？我之前服用的降糖药都是饭前服用。

营业员　这个药的最佳服用时间是进餐前即刻整片吞服，或者是开始吃第一口饭时嚼碎吞服，如果您在禁食状态或空腹服用是无效的。

> **顾客**　那进餐前不就是空腹状态吗？

营业员　不是，空腹状态是指餐前 1 小时，而这个药是餐前即刻服用，意思就是您吃完药马上吃饭。

> **顾客**　原来是这样。

营业员　还需要注意的是，如果您是餐前服用的话，是整片吞服；如果您开始吃第一口饭服用的话，是嚼碎吞服。

> **顾客**　好的，谢谢，还有什么需要注意的吗？

4-15

药店顾客服务

营业员 吃完这个药之后可能出现肠鸣音、腹胀、腹泻等现象，您需要控制饮食，避免过量服用药物而引起胃肠道不适的症状。

好的，谢谢。 顾客

营业员 不客气，祝您早日康复。

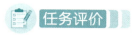 任务评价

任务评价的具体内容与评分标准见表4-5。

表4-5 学习评价考核表

(班级：_____ 姓名：_____ 学号：_____)

序号	考核内容	配分	评分标准	自评	互评	考评	得分
1	进店招呼	10	未打招呼或未使用礼貌用语，扣10分。				
2	询问疾病	20	1. 未详细倾听主诉，扣10分。 2. 未能有针对性地询问可能出现的其他症状，扣10分。				
3	就医史及用药史	10	未询问就医史及用药史，扣10分。				
4	商品推荐及用药依据	30	1. 未能根据症状推荐合适的用药方案，扣20分。 2. 未能主动推荐联合用药，扣10分。				
5	用药指导	20	未能准确介绍所推荐药品的适应证、用法、用量及注意事项，扣10分。				
6	温馨提示	10	未能给顾客提供一些简单的生活建议及健康指导，扣10分。				
			合计				

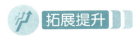

一、药品说明书的阅读

药品说明书是药品生产单位对药品主要特性及部分质量标准的介绍,主要包括药品的安全性和有效性两个方面的内容。药品说明书是医师、药师、护士、患者合理用药的科学依据,是宣传合理用药和普及医药知识的法定指南。药品说明书主要有化学药品和治疗用生物制品药品说明书、中成药药品说明书等类型。

(一)化学药品和治疗用生物制品药品说明书

1. 说明书内容

说明书应包括下列信息,具体项目按如下顺序排列:核准日期和修改日期、专用标识(特殊药品、外用药品、非处方药品标识)、注册商标、药品说明书标题、忠告语、警示语、药品名称(通用名称、汉语拼音、英文名称、商品名)、成分、性状、处方组成、药理毒理、人体药代动力学、临床研究、适应证、用法与用量、不良反应、禁忌证、注意事项、孕妇及哺乳期妇女用药、儿童用药、老年患者用药、药物相互作用、药物过量、规格、贮藏、包装、有效期、执行标准、批准文号、生产企业(企业名称、生产地址、邮政编码、标明国内区号的电话和传真号码、注册地址和网址)、参考文献。

注意:①如果说明书中某些项目不适宜,可以省略,如用于治疗老年疾病的药物说明书中的儿童用药项;②说明书制定和各次修订的日期应放置在说明书的显著位置。

2. 说明书格式

化学药品和治疗用生物制品药品说明书格式如图4-1所示。

图4-1 化学药品和治疗用生物制品药品说明书格式

(二)中成药药品说明书

1. 说明书的内容

说明书应包括下列项目,按如下顺序排列:核准日期和修改日期、专用标识(特殊药品、外用药品、非处方药品标识)、注册商标、药品说明书标题、忠告语、警示语、药品名称(品名、汉语拼音)、主要成分、性状、药理作用、功能主治、用法与用量、不良反应、禁忌、注意事项、规格、贮藏、包装、有效期、执行标准、批准文号、生产企业(企业名称、生产地址、邮政编码、标明国内区号的电话和传真号码、网址)。

2. 说明书格式

中成药药品说明书格式如图 4-2 所示。

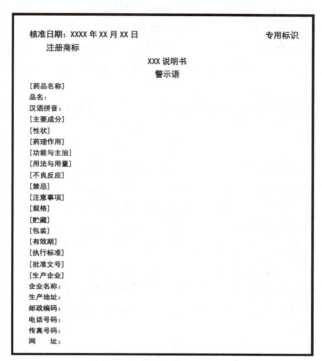

图 4-2　中成药药品说明书格式

(三) 药品说明书的内容

1. 核准日期和修改日期

核准日期是指国家药品监督管理局批准该药品注册的日期。修改日期是指该药品说明书的修改被国家药品监督管理局或省级药品监督管理局核准的日期。进行过多次修改的，仅列最后一次的修改日期；未进行修改的，可不列修改日期。修改日期位于核准日期下方。表示方法按照年、月、日的顺序标注，具体标注格式如下。

核准日期：××××年××月××日或××××.××.××。

修订日期：××××年××月××日或××××.××.××。

(×用阿拉伯数字表示)

2. 专用标识

毒性药品、麻醉药品、精神药品、医疗用毒性药品和外用药品、非处方药品等专用标识在说明书首页右上方标注。对于既可内服，又可外用的中药、天然药物，可不标注外用药品标识。

3. 药品说明书的标题

标题"×××说明书"中的"×××"是指该药品的通用名称。

4. 忠告语和警示语

进入药品流通领域的处方药和非处方药,其相应的警示语或忠告语应由生产企业醒目地印制在药品包装或药品使用说明书上。

处方药:"必须凭执业医师或执业助理医师处方才可调配、购买和使用!"

非处方药:"请仔细阅读药品使用说明书并按说明使用,或在药师指导下购买和使用!"

警示语:是对药品严重不良反应及潜在的安全性问题的警告,可以包括药品禁忌、注意事项及剂量过量等须提示用药人群特别注意的事项。如含有化学药品(维生素类除外)的中药复方制剂,应注明"本品含×××(化学药品通用名称)。"无该方面内容的,可不列此项。

5. 药品名称

药品名称包括药品通用名称、汉语拼音、英文名称、商品名。不使用商品名称的药品不列商品名。

6. 成分

药品成分排序应与国家批准的该品种药品标准一致,辅料列于成分之后。对于处方已列入国家秘密技术项目的品种,以及获得中药一级保护的品种,可不列此项。

(1)化学药品和治疗用生物制品的单一成分的制剂须列其化学名称、化学式、分子式、分子量;复方制剂可免写化学名称、化学结构式、分子式、分子量内容,表达为"本品为复方制剂,其组分为:×××(各组分的通用名称)"。各组分按一个单位(如每片、胶囊、包、安瓿、支、瓶等)列出所含的活性成分及含量。

(2)中药和天然药物应列出处方中所有的药味或有效部位、有效成分等。注射剂还应列出所用的全部辅料名称;处方中含有可能引起严重不良反应的辅料的,在该项下也应列出该辅料名称。

7. 性状

药品的性状包括外观、气、味等,该项应根据《中国药典》,按颜色、外形、气、味依次规范描述。

8. 处方组成

化学药品和治疗用生物制品应列出处方组成,包括辅料。

9. 药理毒理

在化学药品和治疗用生物制品说明书中,该项包括药理作用和毒理研究两部分。

(1)药理作用包括药物类别、药理活性(临床药理)、作用机制等。复方制剂的药理作用可以为每一组成分的药理作用。

(2)毒理研究一般包括致癌性、遗传毒性、长期毒性等内容。必要时应当包括急性毒性、依赖性、一般药理及其他与给药途径相关的特殊毒性。复方制剂的毒理研究内容应当尽量包括复方给药的毒理研究结果,若无该信息,则应当写入单药的相关毒理内容。非处方药可以不列该项。

10. 人体药代动力学

尽可能详细地描述药物的吸收、分布、代谢和排泄特征。如果药物作用的药理学方式尚不明确或数据不可获取,说明书应予以说明。

11. 临床研究

此项内容适用于创新药物(一类新药)和药物增加新适应证情况。应当准确、客观地描述临床研究概述。没有进行临床研究的药品不书写该项内容。

12. **适应证**

(1) 化学药品和治疗用生物制品的适应证必须注明以下内容：①本药适用于某已知疾病或状态的治疗、预防或诊断，如青霉素用于治疗由敏感的肺炎球菌引起的肺部感染；②本药适用于某已知疾病或状态的重要症状的治疗、预防或诊断，如氢氯噻嗪用于充血性心力衰竭、水肿的治疗；③本药适用于某已知疾病或状态相关的症状的缓解，如马来酸氯苯那敏（扑尔敏）用于鼻炎、鼻塞症状的缓解；④本药辅助用于某些疾病的治疗。

(2) 中药、天然药物、中成药用"功能主治"表述：①功能是根据药品的处方组成、中医药理论和临床试验结果，用中医药术语表述的药物作用。②主治项下注意下列问题：中医病名、西医病名、中医证候、中西医临床症状和体征的规范表述；用于疾病治疗、证候治疗和症状治疗在表述上的区别；区分疾病治疗、缓解或减轻症状、辅助治疗、联合用药的不同；药品作用特点的说明，如用于缓解急性发作或降低发作频率等。

13. **用法与用量**

(1) 用法与用量的内容：①用量，包括常用剂量、常用剂量范围以及剂量上限，有些还有每个适应证的用药剂量。②给药途径，包括口服、皮下注射、肌内注射、静脉注射、静脉滴注、外用、喷雾吸入、肛门塞入等。不同适应证须采用不同的给药方法。③用药方式，如开水冲服、含服等。中药如需要药引，应予以说明。使用穴位给药，需要说明具体的选穴原则和具体操作方法。④用药时间、用药间隔、常用的治疗周期，以及特殊人群用药剂量的调整。⑤药品的稀释、配制方法及用法（例如肠外给药的速率），药品配制后的稳定性、贮藏条件及配伍禁忌等。⑥对于放射性药品，应有受药患者和投药人员放射量测定的信息。

(2) 药物剂量及用药次数表示方法：①一般表示方法，"每次××或者××～××（重量或容量单位，如 g、mg、μg 或 L、ml、μl 等），每日×次"。②如该药品为注射液、注射用无菌粉末、片剂、胶囊剂、丸剂、颗粒剂、冲剂、口服溶液剂、膜剂或栓剂等，则须在重量或容量单位后以括号注明相应的计数（如片、粒、包、支、安瓿等）。③如该药的剂量须按体重或体表面积计算时，以"按体重每次××/kg 或者（××～××）/kg，每日×次或者×～×次""按体表面积每次××/m² 或者（××～××）/m²，每日×次或者×～×次"来表述。

(3) 注意事项：临用前须配制溶液或加入溶剂静脉输液的，必须列出所用溶剂的名称和用量，以及滴注速度。

14. **不良反应**

不良反应可根据器官系统分类，也可根据不良反应发生的严重程度、发生的频率及发生机制分类，或综合上述各种因素进行分类。

(1) 不良反应发生率的书写要求按发生率的降序列出，较严重的不良反应列在前面；如果没有来源于充分的临床研究的不良反应发生率数据，按不良反应发生的严重程度的降序列出；尚不清楚有无不良反应的，可在该项下以"尚不明确"来表述。

(2) 不良反应发生率的表示方法：①以分数或百分率表示，很常见（>1/10）、常见（>1/100，<1/10）、少见（>1/1 000，<1/100）、罕见（>1/10 000，<1/1 000）、非常罕见（<1/10 000）。②无法用频度表示的，可以采用个案报道的形式。常见的不良反应是×××（列出不良反应），其发生率为×％；少见的不良反应是×××（列出不良反应），其发生率为×％；罕见的不良反应是×××（列出不良反应），其发生率为×％。

15. 禁忌证

禁忌证包括已知对本药过敏者；由于年龄、性别、协同治疗或其他情况，使用本药时易造成危害者；继续用药将面临不能接受的严重不良反应者。尚不清楚有无禁忌的，以"尚不明确"来表述。

16. 注意事项

注意事项包括一般注意事项、患者须知、实验室检查、药物对检验干扰等。

（1）一般注意事项主要包括药品的安全性和有效性问题。

（2）如用药前须进行过敏试验，应在本项说明过敏试验的方法、过敏试验用制剂的配制方法及过敏试验结果的判定方法。

（3）实验室检查中，哪些项目有助于疗效随访，哪些项目有助于发现可能的不良反应。

（4）如已知药品会对实验室检查产生干扰，应简要地说明该干扰作用。

（5）药物滥用和药物依赖应包括以下内容：①药品管制范围品种；②滥用类型和药物不良反应；③导致的生理性依赖和精神性依赖的特征，引起耐受和（或）依赖的药量。

（6）提供患者须知的用药安全性和有效性的信息，如与驾驶有关的注意事项以及协同用药可能产生损害作用相加的相关信息。

（7）说明药品处方中含有可能引起严重不良反应的成分或辅料。

（8）对《国家非处方药目录》中注明使用疗程期限的药品，应注明使用疗程期限，如在××日症状未缓解或未消除，请咨询医师。

（9）尚不清楚有无注意事项的，以"尚不明确"来表述。

17. 妊娠期妇女及哺乳期妇女用药

（1）妊娠期妇女用药：①致畸作用，对胎儿危险性的类型和对儿童随后的生长、发育以及功能成熟的影响；②非致畸作用，如戒断症状或低血糖症状。仅当药品不能全身吸收且没有资料说明药品对胎儿产生潜在的间接性危害时，该部分内容可省略。

（2）如果公认本药可用于分娩或生产，应包括药品对下述因素的影响：①母亲和胎儿；②产程；③需要产钳引产、需要其他干预措施、需要新生儿复苏的可能性；④儿童随后的生长、发育以及功能成熟。如果缺乏相应的信息，应说明"尚不明确"。

（3）哺乳期妇女用药应注意的问题：①如果药品能全身吸收，包括药品是否从人乳汁中分泌以及药品对哺乳婴儿影响的有关信息。②如果药物全身吸收且从人乳汁中分泌，必须包括以下一种：如果药物与严重不良反应相关，或已知具有潜在的致癌性，应进行如下声明："如药品有引起哺乳婴儿不良反应的潜在可能性，或动物、人体试验提示其具有潜在的致癌性，应结合药品对母亲的重要性，而决定是否用药或中止哺乳"。如果药品与不良反应无关，也没有已知的潜在的致癌性，应进行如下声明："哺乳期妇女用药应慎重"。③如果药物能全身吸收，但不清楚是否从人乳汁中分泌，必须包括以下一种。如果药物与严重不良反应相关，或已知具有潜在的致癌性，本项应进行如下声明："目前尚不清楚本药是否从人乳汁中分泌，但由于很多药物从乳汁中分泌，且因为本药与严重不良反应相关（或已知有潜在的致癌性），应结合药品对母亲的重要性而决定中止哺乳或停药"。如果药品与不良反应无关，也没有已知的潜在的致癌性，本项应进行如下声明："哺乳期妇女用药应慎重"。

18. 儿童用药

针对儿童的特殊的适应证，应该在"适应证""用法与用量""药代动力学""禁忌证"等项目下方分别进行相应的描述。

19. 老年患者用药

（1）对于老年患者专有的适应证，可摘引有关对老年人适应证的限制、特定的监护需要、与老年患者用药相关的危险性信息，以及其他与用药有关的安全性和有效性信息。

（2）如果本药主要经肾脏排泄，可标明"已知本药主要经肾脏排泄，对于肾功能损害的患者而言，其产生毒性作用的危险性更大。因为老年患者易出现肾功能减退，应注意剂量调整，对肾功能进行监测"。

（3）如果老年患者应用本药可能导致危险性，那么必须在"禁忌"或"警告""注意事项"中声明。

20. 药物相互作用

药物相互作用应明确在体内与本药产生相互作用的药物，并对作用机制进行简要描述；对于非处方药尚须注明"如正在服用其他处方药，使用本品前请咨询医师"。

21. 药物过量

药物过量主要描述急性药物过量的症状、体征和实验室检查阳性发现，并提供治疗原则。

（1）与药物过量有关的症状、体征和实验室检查阳性发现及并发症。

（2）与毒性或致死性相关的体液药物浓度；生理状态改变对药物排泄的影响，如尿 pH 值；影响药物量效关系的因素，如耐受性。

（3）与药物过量症状有关的单药剂量或可能致命的单药剂量。

（4）药物过量时应采用的一般治疗措施和支持重要器官功能的特殊措施，如有效的解毒剂、催吐、洗胃和强制性利尿等，药物是否能经透析或其他血液净化方法清除。

22. 规格

药品制剂规格是指基本生产单位（每粒、片、克、毫升、丸）药品中含有的药物的量。如诺氟沙星胶囊制剂规格为每粒 100 mg，指每粒含诺氟沙星 100 mg；某大蜜丸，每丸重 9 g、6 g、3 g 等。有两种以上的规格时须分别列出。

23. 贮藏

贮藏条件是对药品贮藏与保管的基本要求。凡"贮藏"项未规定贮藏温度的系指常温；除另有规定外，生物制品应在 2～8℃ 环境中避光贮藏。

（1）遮光是指用不透光的容器包装，如棕色容器或黑纸包裹的无色透明、半透明容器。

（2）密闭是指将容器密闭以防止尘土及异物进入。

（3）密封是指将容器密封以防止风化、吸潮、挥发或异物进入。

（4）熔封或严封是指将容器熔封或用适宜的材料严封，以防止空气与水分的侵入并防止污染。

（5）贮藏温度包括：阴凉处，不超过 20℃；凉暗处，避光并不超过 20℃；冷处，2～10℃；常温，10～30℃。

（6）干燥处是指贮藏和保管药品的处所不潮湿，没有水分或水分很少，即药品贮藏处的相对湿度应在 45%～75%。

24. 包装

包装包括包装规格和直接接触药品的包装材料和容器。包装规格是指基本包装单元的规格。如××胶囊的包装规格为：铝塑泡罩，18粒/板×1板/盒、18粒/板×2板/盒、12粒/板×2板/盒、12粒/板×3板/盒。

25. 有效期

有效期是指该药品在一定的贮藏条件下，能够保持质量不变的期限。有效期的标注自生产日期计算；生物制品标签有效期的标注自检定合格日期计算。

若标注到日，如"有效期至××××年××月××日"或"有效期至××××．××．××"，应当自生产日期的前一天计算；若标注到月，如"有效期至××××年××月"或"有效期至××××．××"应当自生产月份的前1个月计算。

26. 批准文号

批准文号是指国家批准该药品的药品批准文号、进口药品注册证号或者医药产品注册证号。

药品批准文号格式：国药准字＋1位字母＋8位数字。

试生产药品批准文号格式：国药试字＋1位字母＋8位数字。

其中，"H"代表化学药品；"Z"代表中药；"B"代表保健药品；"S"代表生物制品；"T"代表体外化学诊断试剂；"F"代表药用辅料；"J"代表进口分包装药品。

27. 生产企业

药品生产企业按下列方式列出：企业名称、生产地址、邮政编码、标明国内区号电话和传真号码、网址或电子信箱。

二、用药剂量的计算

1. 老年人用药剂量

老年人年老体衰，各个组织器官都发生着退行性变化，对药物耐受性差，易造成药物蓄积中毒等不良反应，因此老年人用药剂量应酌减。60岁以上老年人，一般给予成人剂量的1/2～3/4。使用时可根据患者的年龄、体质、肝肾功能、药物性质等多方面因素酌情确定。

2. 儿童用药剂量的计算

儿童生长发育迅速，各系统、各器官尚未成熟，抵抗力较弱，易患疾病，且病情变化较多，故儿童用药须更加慎重。目前，有下列几种常用方法将成人药物剂量折算为儿童剂量。

（1）根据儿童的体重计算。若已知儿童的每千克体重剂量，那么直接乘以体重即可。例如，头孢地尼分散片，说明书上标注儿童服用的常规剂量为每日(9～18 mg)/kg，分3次口服，规格为50 mg/片。若患儿的体重为25 kg，按照最低给药量(9 mg/kg)计算，每日服药剂量为$9×25=225(mg)$，分3次口服，一次75 mg。经过计算可知，该患儿每次服药剂量为1.5片，一日3次。

> **算一算：儿童给药剂量**
>
> 某患儿，经诊断为扁桃体炎，现医生开具阿莫西林颗粒(规格为每袋0.125 g)进行治疗，小儿一日剂量为30 mg/kg，每8小时服药1次。
>
> 该患儿的体重为25 kg。
>
> 请问该患儿的每次服用阿莫西林颗粒多少袋？一日几次？

若不知儿童每千克体重剂量,可按下式计算:小儿剂量＝成人剂量/70×小儿体重(kg)。

在不方便称体重的情况下,一般按年龄来推算体重:1～6个月小儿体重(kg)＝月龄×0.6＋3;7～12个月小儿体重(kg)＝月龄×0.5＋3;1岁以上小儿体重(kg)＝年龄×2＋8。

(2)根据儿童的年龄计算。此方法对患儿的个体因素、生长发育等特点未加考虑,临床上较少被儿科医师采用,但对某些剂量不需要十分精确的药物(如镇咳药、助消化药等)仍可以按年龄计算。

弗利(Fried)公式(适用于婴儿):婴儿药物剂量＝月龄×成人剂量/150

杨氏(Young)公式(适用于2～12岁小儿):小儿药物剂量＝(年龄×成人剂量)/(年龄＋12)

(3)根据体表面积计算。若已知儿童每平方米表面积剂量,直接乘以个人的体表面积即可。若不知儿童每平方米体表面积的剂量,可按下式计算:儿童剂量＝成人剂量×儿童体表面积(m²)/1.73(m²)。

小儿体表面积＝体重(kg)×0.035＋0.1(体重小于或等于30 kg者)

小儿体表面积＝[体重(kg)－30]/5×0.1＋1.15(体重大于30 kg者)

自测巩固

1. 用药指导的基本要求不一定要求具备(　　)。
    A. 专业知识　　　　　　　　B. 沟通技能　　　　　　　　C. 处方权
    D. 了解症状的能力　　　　　E. 用药指导能力

2. 用药指导的基本内容不包括(　　)。
    A. 药品价格　　B. 药品名称　　C. 用药时间　　D. 用药方法　　E. 不良反应

3. 宜清晨空腹服用的药品不包括(　　)。
    A. 氨氯地平　　B. 二甲双胍　　C. 吲达帕胺　　D. 缬沙坦　　E. 地塞米松

4. 宜餐前服用的药品不包括(　　)。
    A. 复方氢氧化铝　　B. 多潘立酮　　C. 格列本脲　　D. 莫沙必利　　E. 胰酶片

5. 宜餐中服用的药品不包括(　　)。
    A. 二甲双胍　　B. 阿卡波糖　　C. 格列本脲　　D. 胰酶片　　E. 奥利司他

6. 宜餐后服用的药品不包括(　　)。
    A. 保泰松　　B. 布洛芬　　C. 维生素 B_2　　D. 尼美舒利　　E. 地西泮

7. 宜睡前服用的药品不包括(　　)。
    A. 普萘洛尔　　B. 地西泮　　C. 艾司唑仑　　D. 酮替芬　　E. 水合氯醛

8. 下列哪个药品在服用时要少饮水?(　　)
    A. 对乙酰氨基酚　　B. 左氧氟沙星　　C. 磺胺嘧啶　　D. 阿昔洛韦　　E. 枸橼酸铋钾

9. 下列哪个药品在服用时要多饮水?(　　)
    A. 枸橼酸铋钾颗粒　　B. 环丙沙星　　C. 急支糖浆　　D. 润喉片　　E. 氢氧化铝

10. 下列哪个药品嚼碎后服用效果更好?(　　)
    A. 胰酶片　　B. 红霉素　　C. 干酵母　　D. 多酶片　　E. 吲哚美辛

11. 下列哪个药品不宜嚼碎服用?(　　)

A. 干酵母　　　　　　　　B. 复方氢氧化铝　　　　　　　　C. 葡萄糖酸钙

D. 布洛芬缓释片　　　　　E. 乳酸菌素

12. 60 岁以上的老年人用药剂量一般可为成人剂量的(　　)。

A. 2/3　　　　　　B. 4/5　　　　　　C. 1/3　　　　　　D. 1/2　　　　　　E. 1/2～3/4

13. 药品冷藏贮藏的温度为(　　)。

A. 2～8℃　　　　　B. 2～10℃　　　　　C. 2～4℃　　　　　D. 2～5℃　　　　　E. 2～6℃

14. 以下药品适宜冷藏贮藏的为(　　)。

A. 止咳糖浆　　　　　　　B. 胰岛素　　　　　　　　C. 酮康唑乳膏

D. 阿昔洛韦软膏　　　　　E. 沙丁胺醇气雾剂

15. 以下药品适宜室温贮藏的为(　　)。

A. 金双歧　　　　　B. 乳膏剂　　　　　C. 急支糖浆　　　　　D. 胰岛素　　　　　E. 疫苗

（夏　梦）

任务5　顾客异议的处理

任务情境

某日下午,一位老年顾客进店。

顾客:(手机中展示了一张图片,是抗病毒药盐酸阿比多尔片)帮我拿2盒这种感冒药。

营业员:(看了一会儿,印象中店里没有这个药品)先生您好,我们电脑这边帮您查一下。

顾客:怎么还要查的,那你快点。

营业员:(查询完毕)先生您好,请问您之前是在哪里买的呢?

顾客:都是在医院开的啊,怎么了?

营业员:先生您好,这个药我们暂时没有货哦,这个药应该只有医院药房有,我们有跟它药效相同的药品,您需要吗?

顾客:不行,我就要这个药,你快点查一下哪里有。你们这么大的药店肯定有。

营业员:先生您好,已经帮您查询了,我们所有的连锁门店目前都还没有经营这种药品,我们咨询一下能不能帮您订货,可以吗?

顾客:(突然大声起来)怎么回事,买个感冒药都要订货,这种药应该是很常见的啊。你们这么大个药店,怎么会没有卖,是不是怕我年纪大、没钱、买不起啊?别人都说来你们这里买过,你卖给别人不卖给我,你要留着自己吃吗,我要投诉你。

营业员:叔叔您好,请问您是听谁说的,大概什么时候来我们这里购买过呢?

顾客:不知道,反正就是听别人说的。

营业员:叔叔,实在是非常抱歉。有的商品我们可能之前卖过,但现在没有卖了,像您找的这个商品我们现在确实是没有,您看您急吗?我帮您登记下来询问订货。

(拿起登记本子认真地为顾客登记信息)

营业员:叔叔,实在很抱歉,让您白跑了一趟,您需要的商品信息我已经登记好了,我立马上报我们相关领导,为您找药订药,一有消息立马通知您。

顾客:好吧好吧,记得要帮我问,我急着用。

(营业员随即将此条寻药信息上报给店长,店长上报到有关部门,次日得到回复,该商品目前只供应医院,营业员立马回复顾客)

营业员:(打电话回复)叔叔您好,我是某某药店的营业员小刘。

顾客:哦,我找的药怎么样了?

营业员:叔叔,实在是抱歉。我们咨询了多家供应商,得到的回复是这个商品

药店顾客服务

现在暂时只供应给医院,我们药店暂时还进不到货,不过我们会继续跟进这个商品的供应情况。如果您比较着急用药的话,建议您去医院开药。一旦这个药能订到货,我们会第一时间电话通知您。

顾客:那好吧,有货要告诉我。

营业员:好的,有货会立马通知您。祝您生活愉快,再见。

请思考:请问以上的顾客异议属于哪一种类型?

 任务布置

能正确完成不同类型顾客异议的处理。

 任务分析

一、顾客异议的类型

顾客异议,又称为销售障碍,是指在推销过程中顾客的不同提议和看法对销售工作产生的各种阻力和障碍。顾客异议既是药店服务效果的直接反映,同时又是改善药店销售服务重要的信息来源之一。事实上,并非所有的顾客有了异议都会向药店提出,有些异议会以"拒绝再次光临"等方式来表达其不满的情绪,甚至会影响所有的亲朋好友采取一致的对抗行动。反过来说,如果顾客是以异议来表达不满的话,至少可以给药店说明与改进的机会。通常,顾客的异议主要表现在对商品、服务、安全和环境等方面的不满。

药德思政:良心药师

吴宇雯从一名普通的药店营业员起步,利用业余时间通过了执业药师等资格考试,多年来以诚信为本,当好老百姓的"良心药师"。她现任某药企副总经理、质量负责人,曾获得"全国五一劳动奖章""上海市劳动模范"等荣誉。

有位顾客和吴宇雯可谓"不打不相识"。当时她因为感冒想到药店购买一些消炎药,却被吴宇雯拒绝了,原因是她要买的是处方药,但提供的药方已经过期了。想到为了开点药还要再跑医院,顾客气不打一处来,差点和她吵起来。但吴宇雯却始终面带微笑,为她耐心解释药店的规定和用药的安全。同时,她也根据顾客的症状,推荐了其他非处方药。顾客本来以为事情就结束了,没想到后来吴宇雯之后还给顾客打电话,问吃药后的效果如何?病好了没有?这让顾客很感动。

之后,这位顾客经常为家人的健康问题咨询吴宇雯,她都一一耐心解答,不宜用药的情况坚决不推荐。如今,哪怕这位顾客已经搬家,但仍是吴宇雯的忠实"粉丝",

任务5 顾客异议的处理

> 宁可大老远跑到她这里来选购药品。
> 在吴宇雯看来,无论在一线柜台当一名普通的营业员,还是走上领导岗位,不变的都是"良心"二字,最重要的就是为老百姓把好药品安全关。

(一) 对商品的异议

顾客对商品的异议主要集中在以下几个方面。

1. 价格异议

目前各个药店出售的药品规格大多相似,而顾客对药品价格较为敏感,因此顾客往往会因为药品的价格比商圈内其他药店的定价高而向药店提出价格异议。

药店里的那些事儿

> 某日,顾客在选择中药黄芪时,看了很久说:"这款黄芪好像有点贵呀"。营业员看了一下,笑着回答"您看这款黄芪切面宽,黄芪片大小均匀,药效比较好,而且还是知名品牌。您再看这款特价 10 块钱的,切片是不是比较小,大小也不一致。所以您看中的那款性价比绝对值了。您放心,我们店承诺,对于相同的药品,若别的药店价格更低,我们愿意双倍差额补偿。请您放心购买!"。
> 说完顾客乐呵呵地拿了 3 瓶去结账了。

2. 商品质量异议

商品质量问题往往成为顾客异议和抱怨最集中的反映,主要表现为:①商品品质往往要打开包装使用时才能做出鉴定,打开包装或使用时发现商品数量有差别;②包装破损等。

药店里的那些事儿

> 某日,一名顾客拿着一瓶已经打开的糖浆剂到药店,说回去打开包装就发现里面已经漏液了。顾客现在要求退货。
> 营业员:"这不是我们商品的质量问题,我们不给退!"
> 顾客:"明明就是你们质量的问题,如果不是质量有问题,商品怎么可能出现这些状况。"
> 营业员:"这是您自己的问题,我们退不了!"
> 顾客:"什么叫我自己的问题,明明是你们商品质量的问题。"
> 营业员:"退给我们,我们也卖不了!"
> 顾客:"能不能卖不是我的事,是你们的事。"

5-3

药店顾客服务

> 建议应对方法：
> 营业员："这确实是因为×××的问题造成的,真的很不好意思!"
> 营业员："站在您的角度,我理解您的心情。只是这确实是×××造成的,真的是非常不好意思!"

3. 药品缺货异议

顾客对药店药品缺货的异议和抱怨,一般集中在热销药品和特价药品上,或是药店内没有销售顾客想要购买的药品,导致顾客空手而归。甚至有些药店时常因为热销药品和特价药品售完而不及时补货,从而造成经常性的药品缺货,致使顾客心怀疑虑,有被欺骗的感觉,造成顾客对该药店失去信心。导致顾客的流失并损害了药店形象。

4. 标识不符

药品包装标识不符往往成为顾客购物的障碍,因此也成为顾客产生异议和抱怨的原因。通常顾客对药品包装标识的反映主要有以下几个方面:①药品对应的价格标签模糊,看不清楚;②药品对应几个不同的价格标签;③药品对应的价格标签与促销广告上所列示的价格不一致。

药店里的那些事儿

某日,一名顾客生气地冲进店长办公室,对店长说:"我昨天在你们这里买了一盒药,今天早晨吃药的时候发现有1片颜色和其他的不一样,还有点开裂了,说明这药肯定有质量问题,所以我特意来退。可是你们的店员让我提供这片药是从这盒药中拆出来的证据,你们这不是刁难我吗?难道我在吃药的时候还要找个证人在身边?真是岂有此理。你们整天说什么顾客是上帝,我看就是挂在口头、贴在墙上的空话!"

店长知道顾客是带着怒气来的,店员的要求也确实太离谱,便说到:"您别急,先消消气,有什么事儿坐下来说",并给他倒了一杯水。等他的情绪稍微平和下来后,店长又请他把事情原原本本地讲述了一遍。在了解完事情的原委后,店长打电话叫另一位店员拿来一盒新的药和一件礼品,并真诚地向这位顾客表达了歉意。这名顾客满意地离开了,后来成了这家药店的常客。

（二）对服务的异议

药店工作人员为顾客提供服务时,缺乏正确的推荐技巧和工作态度都将导致顾客的不满,使顾客产生抱怨。

1. 药店工作人员服务态度不佳

一般表现为不尊重顾客,缺乏礼貌;语言不当,用词不佳,引起顾客误解;有不当的身体语言,例如对顾客表示不屑的眼神、无所谓的手势、面部表情僵硬等。

任务5 顾客异议的处理

 药店里的那些事儿

营业员:"先生,你这样说有点不讲理!"
顾客:"什么叫不讲理,你凭什么教训我!"
营业员:"先生,您这样不讲道理我没法跟您谈!"
顾客:"没法跟我谈,那就找一个能跟我谈的过来,你别在这儿耽误我的事儿。"

建议应对方法:
营业员:"您这样说,我都不知道怎么处理比较好!我真的很想帮您处理好!"
营业员:"是这样子的,其实最重要的还是要把您的事情处理好,让您满意,您看这样……"

2. 缺乏正确的推销方式

缺乏耐心,对顾客的提问或要求表示烦躁,不情愿,不够主动;对顾客爱答不理,独自忙于自己的事情,言语冷淡,似乎有意把顾客赶走;一味地推销,不顾顾客的反应;紧跟顾客,好像在监视顾客等。

3. 缺少专业知识

因医药知识不足,无法回答顾客的提问或者答非所问。

4. 过度推销

过度推销是指过分夸大药品与服务的好处,引诱顾客购买,或有意设立圈套让顾客中计,强迫顾客购买。

5. 提供的服务不当或服务项目不足

促销活动不公平;顾客填写药店发出的顾客意见表得不到任何回应;顾客的异议和抱怨意见未能得到及时妥善的解决;营业时间短,缺少一些便民的免费服务;没有洗手间,或洗手间条件太差等。

(三)对安全和环境的异议

1. 意外事件的发生

由于药店在安全管理上的不当,造成顾客受到意外伤害而引起顾客异议和抱怨。

2. 环境的影响

药品卸货时影响行人的交通;药店内音响声太大;药店内温度不适宜;照明设备的亮度不够或亮度太强;店铺的地面太滑;药店外的公共卫生状态不佳。

 药店里的那些事儿

某日,一位顾客进店购买板蓝根,营业员发现他的感冒症状严重而且流清涕,打喷嚏。营业员问顾客近期是否有着凉,顾客说昨天空调温度开得太低了。还特别不耐烦地说,不要给他推销,他只要板蓝根就可以了。营业员见顾客如此执着,便说"您现在不能喝板蓝根,您是风寒感冒,而板蓝根是清热的,您现在喝板蓝根只会适得其反"。顾客听后觉得有道理,才向营业员自述症状并让营业员为他推荐药品。

二、顾客异议的处理流程

药店顾客异议的处理目标是让顾客满意,主要的处理流程包括耐心倾听、提问了解需求、安抚顾客情绪、做出合理解释4个步骤。下面就几种最常见的药店顾客异议的处理流程做详细介绍。

药店里的那些事儿

营业员:"先生,您先不要激动!"
顾客:"如果换作是你,你能不激动吗?"
营业员:"先生您这样生气是处理不了事情的!"
顾客:"你以为我想这样,还不是你们逼的!"

建议应对方法:
营业员:"我先帮您倒杯水,您先消消气,我来帮您处理!"
营业员:"您先坐一下,先不着急,您相信我一定会尽我所能帮您处理的!"

(一)价格异议

当顾客质疑商品价格时,应主动从疗效、厂家、品牌、疗程价格、规格等多个方面进行合理解释。若顾客对比了竞争对手的价格,则根据公司的优惠政策(如双倍差额奉还)进行处理。

(二)缺货异议

首先致歉,然后介绍替换商品看顾客能否接受。若接受不了,再查询系统,帮助顾客调货。给顾客赠送小礼品,表达歉意,并记录需求商品信息和顾客电话,承诺到货后电话通知顾客。

药店里的那些事儿

一位顾客拿着一瓶已开启的氢溴酸右美沙芬溶液,要求退药。他说,以前这个药的包装盒是粉红色的,而这次买的是红色的,同一个厂家生产的药不可能有这么大的区别,担心是假药。营业员解释,这是因为同一种药品不同批次的外包装盒存在色差。可顾客态度坚决,非退不可。来买药的其他人也在围观。

这个问题处理不好,不仅顾客不满意,对药店声誉也有影响。因此,在接待来投诉的顾客时,不管原因是什么,首先要相信顾客绝不是有意找茬,要本着诚实、诚恳的态度,即使受了误解甚至委屈,也一定要尊重顾客,避免与顾客争论,更不能顶撞。其次,可以把顾客带离人群聚集的地方,到相对安静的办公室或休息区。耐心倾听,给顾客释放不满情绪的时间和机会,然后向患者解释药品外包装不同颜色的原因,可能是每批药品使用的包装盒印刷存在差异,并介绍药品质量查询方法,让顾客自己打电话查询药品质量。

(三)商品质量异议

商品质量异议是客观存在的,包括商品过期、变质、包装破损、出现不良反应等。处理方法是先真诚感谢顾客对门店的关心,对发生此事表示抱歉。同时,根据商品质量存在的问题进行调查分析,分清责任。若责任是门店,应及时上报,并对顾客提出赔偿或解释。若责任是顾客,应该向顾客解释清楚。

(四)服务质量异议

服务质量异议主要是关于服务的态度、技巧、规范等方面的异议。由于服务质量的异议偏主观化,我们接到这种异议后首先要感谢顾客对我们服务的监督,并仔细倾听顾客的异议内容。在了解顾客的需求过程中,安抚顾客的情绪,并进行合理的解释,请顾客予以原谅。

药店里的那些事儿

某日早上,药店刚开门,走进一位年纪比较大的顾客。

顾客:"你们隔壁医院的门诊部为什么不开门啊?药都买不到了。"

营业员:"阿姨早上好,我有什么可以帮到您的吗?"

顾客(不屑看了一眼):"谁要在药店买药,现在的药店卖得都比医院贵,而且你们又不是医生,你们又不懂。"

营业员:"阿姨,您看现在医院也不开门,您又急着用药,您放心吧,我们药店保证药品价格更低,您买贵了我们双倍差额补偿,请放心购买。而且我们都是正规的医学院校毕业的,在公司也接受过专业的培训。况且我们店里还有专业药师,如果您的问题我解决不了,我会向他咨询后再为您解答,请您放心。"

顾客一听放低声音,自述症状,营业员耐心为其解答并且给药,告诉其如何用药,生活中该注意什么。

收银结束后,顾客满意地说:"小姑娘,没想到你还挺懂的,你们药店还不错,不像其他地方只会推销"。

顾客拿着药品满意地离开了药店。

药店顾客服务

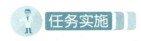

能按照表5-1的流程正确完成不同类型顾客异议的处理。

表5-1 顾客异议处理的操作流程与注意事项

序号	实施步骤	操作流程/话术举例	注意事项
1	耐心倾听	1. "不好意思。" 2. 与顾客保持适当的距离,耐心倾听顾客的抱怨,目光关切。 3. 适时点头回应"好的""是的""嗯""抱歉"。	1. 接到顾客电话或当面的异议或者投诉,态度要诚恳。 2. 记忆事件的关键点。 3. 在倾听过程中,不生气,不还嘴,不打断顾客说话,耐心对待。
2	提问了解需求	1. "实在不好意思,关于这件事我想再了解一下……"。 2. 根据获取的信息询问细节,比如时间、人物、地点、内容等。	1. 特别注意询问与药店有关的细节,比如药店员工的语言或动作。 2. 询问的语气要自然,不要让顾客认为在找借口,推卸责任。 3. 尽量使用开放式提问"您觉得怎么样?" 4. 从顾客的抱怨中迅速分析异议的类型并了解顾客需求。
3	安抚顾客情绪	1. 认同顾客的感受,对顾客表示同情"没错,的确是这样"。 2. 通过道歉等方式安抚顾客情绪。	1. 用语要规范,不得使用不礼貌的语言。 2. 若是药店的责任应该道歉,不得推卸责任。
4	做出合理解释	1. 根据沟通情况,做出合理解释或提出合适的解决方案。 2. 若顾客满意,则赠送小礼品表示歉意。 3. 若顾客不满意,则登记上报,承诺立即处理,并事后给顾客反馈结果,赠送小礼品表示歉意。	1. 在做出解释或提出合适的解决方案之前,若有必要,则应向在场员工了解事情经过。 2. 若店内无法处理,必须上报给上级领导,由公司出面处理。不可以瞒报。

5-8

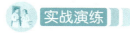

异议的处理

营业员：您好,请问有什么可以帮到您的?

顾客：叫你们店长来,上次搞活动送了这个抵用券,说是买药品的时候可以进行抵扣,为什么现在交钱的时候又说用不了?你们不是欺诈消费者吗?

营业员：实在不好意思,给您带来麻烦了,请您这边先坐一下,我给您倒杯水。

(迅速与同事了解具体情况)

营业员：来,您先喝杯水。关于这件事我想再了解一下,您手上的抵用券是哪次活动发放的呢?当初您购买了什么商品呢?

顾客：就是818活动的时候,买了200多块钱的药,你们送的,说是后面买药还可以抵扣,为什么现在又说用不了?

营业员：哦,那实在是抱歉,给您带来麻烦了。是这样的,您这个抵用券的确是可以抵扣一定的消费金额,比如您现在买的感冒灵和止咳糖浆都可以抵扣。但是,抵扣券的使用范围不包括一些处方药,比如您买的这个阿托伐他汀钙片就不参与抵扣活动。您可以抬头看一下,这里我们有张大海报,上面写有不参与活动的具体药品名称,其中就包括您买的这个药。所以折合下来,您还可以抵扣18元,您看可以吗?

顾客：活动有参与范围,为什么不早说?

5-9

药店顾客服务

营业员　十分抱歉，可能是活动当天人比较多，我们没能提醒到每一位顾客，不过我们的宣传彩页上也表明了活动参与范围。您看这样行不行，在抵扣 18 元的基础上，我们额外送您一个小礼品，实在抱歉了。

好吧，那就这样吧。　顾客

营业员　好的，我帮您拿到收银台，感谢您的理解。

任务评价

任务评价的具体内容与评分标准见表5-2。

表5-2 学习评价考核表

（班级：_____ 姓名：_____ 学号：_____）

序号	任务内容	配分	评分标准	自评	互评	考评	得分
1	耐心倾听	20	1. 与顾客谈话的距离过近或过远,扣5分。 2. 目光闪烁,没有平视顾客,扣5分。 3. 未耐心倾听,态度不诚恳,扣5分。 4. 未及时点头回应,或者在倾听时还在干其他事情,扣5分。 5. 打断顾客说话,扣5分。				
2	提问了解需求	20	1. 询问的语气不自然,扣5分。 2. 未能判断顾客异议的类型,扣5分。 3. 未能判断顾客异议的原因或原因不准确,扣5分。 4. 未能了解顾客的需求,扣5分。				
3	安抚顾客情绪	20	1. 未能认同顾客的感受并表示同情,扣10分。 2. 若是药店的责任未道歉,扣10分。 3. 出现不礼貌的语言,扣10分。 4. 说话声音过小、不清晰,导致顾客听不清,扣10分。				
4	做出合理解释	40	1. 未能做出合理的解释或提出合适的解决方案,扣10分。 2. 未送小礼品,扣10分。 3. 未能及时处理,扣10分。 4. 若处理不了,瞒报或消极应对,扣10分。 5. 未能做详细登记,扣5分。 6. 未能视情况上报领导,扣10分。				
			合计				

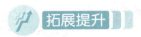

一、顾客异议的原因分析

顾客异议产生的原因分为主观和客观两个方面。

（一）主观方面

1. 借口

当顾客未完全信服药店工作人员的介绍和解释，或者发现自己购买这种药品的欲望不是那么强烈时，就会以推迟做出购买决定为借口；或是挑剔药品功能和价格，把好的硬说成不好的或者强调自己的特殊情况，以达到取消交易的目的。所谓的借口其实是"烟雾弹"，它掩藏了顾客不想购买的真实理由。药店工作人员辨别借口可以通过顾客的说话内容和观察其说话时的语气、神态来判断。例如，"我再考虑考虑""这种还行，就是服用太不方便"（同种类的药品没有服用方便的）、"你说的和我的情况不一样"。顾客的这种异议并不是药品好坏的原因，只是顾客不想购买药品而找的种种借口。

2. 偏见和成见

这种异议常常带有强烈的感情色彩，大多数顾客在提出对药品的不同看法时，都从自己的主观感受出发，往往带有某种偏见。有些顾客会用过时的经验和观点来看待当前的事物；也有些顾客非常坚持己见；还有一些顾客可能在某家药店里与药店工作人员发生了一些不愉快的争执，而导致他对所有药店及药店服务都不认可。这些顾客往往在销售刚开始时，就表现出一种强烈的逆反情绪。例如，"这种药，我不喜欢，也不会买。"就这样，一口否决，情绪非常激烈。

3. 自我表现

这种异议产生的原因，一种是顾客天生好表现自己，喜欢"无的放矢"地炫耀自己的知识，这类顾客在选购药品时会把自己所懂的都表现出来，而且会把自己的看法当作真理；另一种是药店工作人员流露出的某种言行激怒了顾客，使顾客产生要和药店工作人员对抗的逆反心理。例如，"这没有什么了不起的，一看就知道是国内生产的""医生劝我不要用这种药"等。

不论出于哪一种原因，药店工作人员都不要采用居高临下的姿态教训顾客、轻视顾客，应当向顾客请教，满足顾客的自尊心。

4. 有意压价

这种顾客异议很常见，它不是在挑药品真正的毛病，而是为了压价。顾客对药品质量、功能等方面比较满意之后，可能会针对药品的一些小毛病，提出该药品不值这个"价格"，以期望让药店工作人员做出让步。例如，"这是最后一瓶，过期没有都不知道""这瓶药的商标都不见了""这种药成本低得很，不过就是十几块钱"。或者把其他竞争店的最低价格拿来做比较。

5. 恶意反对

恶意反对，即没有任何反对的原因，就是故意无理取闹的。

5-12

（二）客观方面

1. 顾客对药品不太了解

人们对运用自己原有知识和经验都达不到的领域是不太感兴趣的,经过药店工作人员的一番说明之后,顾客对药品的新名词、新术语、新的使用方法等方面还是不太了解,但由于面子的问题,不好意思让别人知道自己不懂这种药品的使用方法,一部分顾客就会以种种借口离开药店。另一部分顾客则期望从药店工作人员口中得到更多关于药品的知识,就会故意反对药店工作人员所说的话。例如,"这也没有什么好的。""一天吃4次,身体都吃坏了!"

2. 缺乏顾客所需要的信息

顾客由于对信息的需求得不到满足而产生反对。例如,"看上去不错,但不知效果怎么样呢!"

3. 客观批评

这是顾客对药品已经非常了解之后提出的批评意见,是药品或服务本身确实存在的问题。往往有购买兴趣的顾客才会提出这样的问题。例如,"这种药是不错,但小孩不喜欢吃。"

4. 顾客处于两难境地

即将购买药品的顾客,内心常常处于激烈的矛盾冲突中,因为药品自身的利与弊势均力敌,一方面是购买后对自己的好处,另一方面是即将付出的代价。占有欲和付出代价不平等导致顾客下不了购买决心,心理学上称其为接近-回避型。在这种情况下,要靠顾客自身的努力做出购买选择是很难的,其主要心理原因如下。

（1）怕吃亏。顾客有一个更高的期望值,如"另一种药会不会要比这更好?""这个价格是不是太高了,买了不会吃亏吧?"

（2）时间上的拖延。绝大部分的顾客不到非买不可的时候是绝不会掏钱的,他可能会想:"以后再买吧,这病再拖两天也没事的,或许能找到更好的。"

（3）对药品的某一方面不是特别满意。药品本身或其附加价值没有完全满足顾客的需要,顾客喜欢药品的一方面,但又不满意药品的另一面,使其处于购买两难之中。

（4）药店工作人员的某句话或某个动作,可能会伤害到顾客的感情利益,让顾客感觉不愉快,使其产生"不在此地购买"的想法。

由此看来,顾客下不了购买的决心,是其心存"要不要在这儿买? 要不要在这个时间买? 买这种东西值不值?"的疑问,那么药店工作人员就要利用药品说明书和积极推介的方法来消除顾客的疑虑,向顾客证实现买这种药品是他最好的选择,也给顾客一个台阶,从而扫清销售中的障碍。

5. 最后的反对

顾客在购买之前,常常会提出"最后的反对",这不是新的异议,而是在重复"买两瓶能优惠吗?""真的那么有效吗"等在早些时候就已经提出的异议和意见。这实际上是顾客下定决心购买的信号。此时应该给顾客肯定的答案,让顾客吃下"定心丸"。

二、顾客异议的应对策略

顾客异议必须恰当地处理,否则会严重影响药店的声誉,进而影响药店的销售业绩。怎样正确地处理顾客异议呢? 应选择恰当的时机与有效的应对技巧。

药店顾客服务

（一）处理顾客异议的时机

1. 在顾客提出异议之前进行处理

如果药店工作人员已察觉到顾客会提出某种异议,最好争取主动,抢在顾客提出异议之前把问题提出来,然后予以解答。这种先发制人的处理有以下好处。

（1）可以赢得顾客的信任。这样做会使顾客感觉到你没有隐瞒自己的观点,甚至认为药店工作人员非常了解他,说出了他想说但未说出的意见,顾客就不会再提出异议。

（2）有利于化解异议。药店工作人员自己主动提出异议,可按自己的意思措辞,相对由顾客提出要婉转得多,这样就有利于把大事化小,小事化无。

2. 在顾客提出异议时当即进行处理

一般情况下,顾客都希望药店工作人员尊重和听取自己的意见,并及时做出满意的答复。因此,当即处理是解决顾客异议的最佳时间,也是药店工作人员必须作答的时间,否则顾客会认为药店工作人员不能处理这些异议或不愿做出处理。

3. 推迟处理

以下情况采取推迟处理的策略是正确的：若不能当即给顾客一个满意的答复,那么应说明情况,暂时搁置,有了满意的结论再予以答复。如此处理,说明药店工作人员不是随便对待顾客意见,不会影响顾客对药店工作人员的信任。若你不准备对顾客异议进行任何反驳,可以不必马上回答;若顾客异议离题太远,也可以不必马上回答。

4. 不予处理

由于顾客心境不佳而提出的一些借口或异议,最好不予理睬;那些与销售活动无关的异议更不应理睬。

（二）处理顾客异议的技巧

根据不同顾客的异议和抱怨,药店工作人员应选择适合的处理方式,并加以解释和说明,这种回答和解释的过程,实质上就是说服的过程。在这个过程中,药店工作人员绝对不能把异议变为对药店有影响的负面效应。

1. 先发制人

在服务过程中,如果药店工作人员感到顾客可能要提出某些异议和抱怨时,最好的办法就是自己先把它指出来,然后采取自问自答的方式,主动消除顾客的异议。这样不仅会避免顾客产生异议和抱怨,同时药店工作人员坦率地提出服务中存在的某些不足,还能给顾客一种诚实、可靠的印象,从而赢得顾客的信任。

但是,药店工作人员千万不要给自己下绊脚石,在主动提出服务不足之处的同时,也要给顾客一个合理的、圆满的解释。比如:"您可能认为它的价格贵了一点,但这种药是同类型里最便宜的了""您现在可能在考虑是否有副作用,不必担心,副作用的影响微乎其微"等。

2. 自食其果

药店工作人员让顾客对药品或服务中提出的缺点变成他购买药品的理由,这就是自食其果法。对因价格较高而产生异议的顾客,可以采用这种方法。比如,某顾客觉得药品价格过高,想砍价,但药店营业员婉拒。顾客说:"你们的制度为什么那么死,不如别的药店灵活,你们会做生意吗?"此时药店工作人员要用肯定的语气回答:"因为我们药店是通过质量和服务创建品牌,而不是通过销量创建品牌。我们一直认为没有一个严谨的、稳定的制度是无法维护企业的声誉,也无法对顾客负责。您觉得呢?"

3. 摊牌

采用摊牌法,可以表示诚意。当药店工作人员和顾客在互相不能说服对方的情况下,药店工作人员要掌握主动,可以采用反问的方式以表明自己的诚意,借此来答复顾客的异议和抱怨,这样不仅可以获得顾客的好感,削弱反对程度,还可以使顾客不会再纠缠这个问题了。比如,顾客一再反复询问:"我用这种药真的有效吗?"药店工作人员可以笑着回答:"您说吧,我要怎么才能说服您呢?"

4. 归纳合并

把顾客的几种异议和抱怨归纳起来成为一个完整的回答,并做出圆满的答复,不仅会使顾客敬佩药店工作人员的专业知识和能力,还会削弱意见产生的影响,从而使销售活动顺利进行。

5. 直接否定

当顾客的异议来自不真实的信息或误解时,可以使用此方法。但由于"直接否定法"直接驳斥顾客的意见,药店工作人员只有在必要时才能使用,而且说话的语气一定要柔和、婉转,要让顾客觉得你是为了帮助他才反驳的,绝不是有意和他争辩。这样,顾客的自尊心才不至于受到伤害。

6. 有所保留

对自我表现和故意表示反对的顾客,药店工作人员不必与他们讨论自以为是的看法。但为了不忽视顾客,药店工作人员还要在言语上附和,以求得一个稳定的销售环境,从而避免了双方在细枝末节上的讨论、解释和无谓的争辩。在保证顾客不会做出强烈反对的情况下,药店工作人员可以主动地推进销售进程,在药品的介绍中自行消除这种异议和抱怨。比如,"对,您说的对极了,您似乎对这个问题很在行。我们还是来看看药品的成分吧!""您真会开玩笑,这个药品与众不同的地方是……""对,您了解的真是太透彻了!"

7. 询问论证

有些顾客热心地挑选了一阵药品之后,突然找借口说不要了,这对药店工作人员来说无疑是个打击。那么,该如何来处理这样的事情呢?优秀的药店工作人员总是想办法让顾客重新"回心转意"。药店工作人员可以交替运用"询问""论证说明"。使用这种方法时要尽量以求教式的谦虚态度,切勿伤害到顾客的自尊心。

首先,要弄清楚顾客说"不"的原因,当然不能直接问:"您为什么不买?"这种责问式的语气只能使顾客产生敌对心理,更加坚定自己不买的决心。药店工作人员应该使用试探询问的方法,使顾客道出不买的原因。

比如,顾客了解完一种药品之后对药店工作人员说:"谢谢你刚才的介绍,我再看看其他的吧!"对于这种以推迟时间为借口的反对意见,药店工作人员必须找出它背后的真正理由,可以适当询问:"请问,您还有什么顾虑呢?是不是我还有什么地方没有解答清楚?"或者"请问,是不是您对这种药还有其他更关心的地方?"就这样,用询问的方式可以帮助药店工作人员揭开借口的烟幕,再次打开话题,推进销售活动。

顾客看到药店工作人员这么诚恳,会说:"我觉得这种药好是好,就是贵了点儿。"药店工作人员可以继续询问:"您说它贵,那么请问您拿它和哪种药品相比呢?"顾客说:"这种药和那种差不多,但是差着××元钱呢。"

然后,要论证说明。在得到顾客的确切回答之后,药店工作人员要先肯定顾客的看法,随后提出问题,诱导其思考,让顾客自己排除疑虑,再说明此种药与其他药之间的真实区别,随后可以使用高价药品所拥有的更符合顾客需要的附加特性、优点和好处来说明此药品价格的合理性。采用论证说明的方法,实际上是把顾客眼里的缺点转化成优点,并作为他购买的理由。这种方法能把销售的阻力变为购买的动力。药店工作人员在说明事实时语气一定要坚决,因为这能让顾客感到信服。这一切的先决条件是对各类药品的商品属性比较熟悉。

三、顾客投诉

顾客投诉是指顾客对企业产品质量或服务不满意,而提出的书面或口头上的异议、抗议、索赔和要求解决问题等。处理顾客投诉是药店的一项重要且有难度的工作。其难度在于如何利用处理顾客投诉的时机赢得顾客的信任,把顾客的不满转化为满意,锁定他们对企业和产品的忠诚,获得竞争优势,这已成为企业营销实践的重要内容之一。

(一)顾客投诉原因分析

1. 产品质量无法满足顾客

良好的产品质量是塑造顾客满意度的直接因素。一方面,能否以合适的价格购买质量合格的产品是决定顾客是否满意的主要判断标准;另一方面,在使用的过程中,若顾客发现该商品得到的效果与自己的期望值差别太大,也会产生抱怨。

2. 药学服务无法达到顾客的要求

服务人员对顾客的态度不好,服务不及时、不到位,服务水平低,环境卫生差、服务制度缺失等,都是使顾客不满,产生抱怨的原因。

3. 对顾客期望值管理失误

企业应该适度地管理顾客的期望,在一般情况下,顾客的期望值越高,满意度就越小。如果对顾客期望值管理失误,会导致顾客对于产品或服务的期望值过高,就容易导致顾客产生抱怨。

(二)投诉的应对策略

顾客投诉是每一个企业都有可能遇到的问题,它是顾客对企业管理和服务不满的表达方式,也是企业有价值的信息来源。应对顾客投诉可以从以下两个方面进行:一是加强自身产品和服务的质量管理,完善企业内部文化、机制的建设,确保顾客满意,减少投诉的产生;二是投诉产生的时候,企业应积极处理顾客投诉,尽最大可能让顾客满意。

自测巩固

1. 顾客的异议主要表现在( )。
   A. 对商品的异议   B. 对服务的异议   C. 对安全的异议
   D. 对环境的异议   E. 以上皆是
2. 以下不属于对商品的异议的是( )。
   A. 价格过高   B. 标示不符   C. 营业员服务态度不佳
   D. 药品缺货   E. 商品质量问题
3. 药品包装破损引发的顾客异议属于( )。
   A. 价格异议   B. 质量异议   C. 服务异议

D. 环境异议　　　　　　　E. 以上皆不对

4. 药店内音响声太大引发的顾客异议属于(　　　)。
A. 价格异议　　　　　　　B. 质量异议　　　　　　　C. 服务异议
D. 环境异议　　　　　　　E. 以上皆不对

5. 不属于顾客异议的处理步骤的是(　　　)。
A. 连带促销　　　　　　　B. 提问了解需求　　　　　C. 安抚顾客情绪
D. 耐心倾听　　　　　　　E. 做出合理解释

6. 在处理顾客异议的过程中,要注意(　　　)。
A. 可以与顾客争辩　　　　B. 多采用封闭式提问
C. 不用给顾客好脸色　　　D. 不得使用不礼貌的语言
E. 如果是药店的责任马上推卸责任

(陈　诚)

项目 3 药店会员服务

任务6 会员的开发与管理

任务情境

收银中……

营业员：阿姨，您好，请问您是我们的会员吗？

顾客：不是。

营业员：您今天购物可以免费为您办理一张价值20元的会员卡，平时购物可以打96折，周五会员日可以打88折。今天刚好是周五会员日，您购买了100元的商品，只需要收您88元即可，现在马上就可以为您现场办理。

顾客：好吧，那就办一张吧。

（营业员指导顾客办理会员卡：扫码填写信息）

营业员：好的，阿姨。会员卡已办理成功，感谢您成为我们的会员，以后在结账时报手机号码即可。过几天还会赠送您20元代金券，请您注意查收。

顾客：好的，真划算，谢谢你小姑娘。我有高血压，需要长期吃药，以后会常来你们这里的。

营业员：不客气的阿姨，以后有需要可以到我们这里来看看。成为我们的会员不止可以打折，平时还可以到我们店免费测量血压与血糖，免费获取健康资讯，尊享慢病管理服务，还有免费送货上门咧。

顾客：（笑得很开心）这样呀，我以后肯定会常来的。

请思考：药店会员除了可以给顾客带来优惠之外，还有什么权益？

任务布置

能正确按要求完成会员卡的办理并说出会员权益。

6-1

药店顾客服务

随着我国药品零售业竞争的升级,会员制作为一种新的竞争手段正在被越来越多的药店采用。经过多年的探索,药店会员制已取得了初步成果,会员数量明显增加。会员顾客的管理水平将直接影响企业的稳定与发展。

一、药店会员管理的现状和价值

当前,药店竞争正在进一步白热化,药店经营者要想在竞争中立于不败之地,就要使自己的经营管理适应竞争的需要。有数据表明,一般情况下,药店会员产生的销量是新顾客的3倍以上。老顾客对于店面与品牌已经了解并熟悉,他们忠诚度高,相信药店的品牌,在店内消费药品的客单量及购买频率都远远高出普通的顾客。随着竞争的加剧、开发顾客难度的加大,顾客的流失日益严重。所以,实行药店会员制,将会员管理制度化、系统化,针对不同类型的会员制定相应的销售方案,设计合适的服务流程,做好维护会员工作,更好地满足消费者的需求,增强顾客对于店面及品牌的忠诚度,对于药店来说非常必要。

二、药店会员管理的原则

(一)基于消费者的特征对会员进行差异化管理

受消费者的购买能力、社会背景、价值观念及居住环境等影响,其消费需求和消费特征有很大差异。因此,企业只有实施差异化管理,针对不同类型的会员制定相应的销售方案、设计合适的服务流程,才能更好地满足消费者的需求,提高企业利润。提供差异化的产品和服务,可有效提高会员的满意度及其对企业的信任度和忠诚度。

药德思政:责任为先

2020年春节,一场新型冠状病毒感染肺炎的疫情猝不及防地在全国迅速蔓延。疫情爆发后,糖坊街院区要设置隔离病区,院区的药房建设迫在眉睫。在药房药品储备、供应及调剂过程中,考虑到需要搬运大件输液药品,男性的先天优势尤为明显。卢晨得知此事后,在家中母亲因病住院这种特殊时刻,仍然主动请缨协助同事建设糖坊街药房,并成为糖坊街药房值班第一人!他说:"我有多年的库管和药品调剂经验,又是男性,这种时候,我最适合去糖坊街!"

他虽然性格内向,不善言辞,但却用自己的实际行动践行了一名药学工作者、一位共产党员"不忘初心、牢记使命"的责任意识和理想信念。

(二)递进性地推进药学服务

随着人们健康意识的提高以及对健康需求的增加,药学服务将成为消费者首选的"产品",并将成为零售药店生存发展的核心竞争力和关键因素。有针对性地开展药学服务是会员制药店成功经营的关键。药学服务可分为基础药学服务和高阶药学服务两类。

任务6 会员的开发与管理

（1）基础药学服务包括了解用药主体的需求、推荐合适的药品、介绍正确的用药方法、解释不良反应、提供优惠的价格等。其目的是满足消费者的根本需求，实质是保证安全、有效、合理地使用药物。

（2）高阶药学服务包括为会员提供感知服务及建立追踪服务制度。感知服务是让消费者对药店提供的药学服务有一个心理感知，从而建立消费者与药店的心理联系，如提高服务质量、建立方便于会员的服务程序、节省会员的时间等。追踪服务是以会员的健康为中心建立的制度，即做会员的健康管家，如为会员建立药历、对会员进行回访、为会员提供健康护理服务、定期举办会员活动等。其目的是不断深化并提升药学服务的内涵，展现企业特色，增强企业竞争力。

（三）加强会员忠诚度的培养

稳定数量的会员是会员制药店成功经营的基础，培养会员的忠诚度是保持和增加会员数量的措施之一。应根据不同会员的消费需求，设计不同的服务流程。比如，提供送货上门的服务、减少顾客等待时间的服务、增加体检项目的服务、对老年人服务时间延长等。提高服务价值，满足会员的价值感，提升会员对企业的忠诚度。

三、药店会员管理的实施方法

药店应建立会员管理制度，通过落实会员管理责任、制定会员管理工作流程、建立会员管理档案等措施，加强会员的管理。

（一）建立会员章程，重视会员开发

建立科学的会员管理制度，即会员章程。明确会员的条件和拥有的权利，建立合理的会员激励机制，加强会员的有效管理和互动。通过开展各种活动开发新会员，根据会员的具体情况和消费能力开展能够满足会员个性化需求的药学服务，让会员具有一定的优越性，从而提高会员的吸引力和约束力。比如，某药店的会员卡可在其全国连锁药店及归属于其公司的门店使用，顾客到店后在营业员指导下免费办理，在收银结账时出示会员卡或者报相关资料查询确认会员卡即可享受购物优惠。会员除了可尊享购物优惠、积分回馈外，还可以享受慢病管理、健康检测、健康资讯、健康讲座、免费体检等服务。

（二）建立完善的会员档案

会员档案的建立使药店可以准确地掌握会员的基本信息和消费情况，有针对性地开展工作。但是对于会员的基本信息，一定要做好保密工作，否则会给以后的工作带来不良的影响，而且在后续的跟进与服务中还要不断完善、及时更新会员信息。一般会员档案包括4个部分：会员的个人基本信息、会员的消费信息、会员的职业信息、会员的生活习惯。

1. 会员的个人基本信息

会员的个人基本信息主要包括姓名、性别、年龄、联系方式、生日、家庭住址、既往病史、过敏病史等。掌握会员的个人基本信息，一方面有助于了解会员的需求特点，加强与会员的沟通联系，满足会员被关心和重视的心理愿望，拉近会员与药店的距离，增加会员的忠诚度；另一方面，了解顾客的疾病情况、用药情况、过敏反应等，能够有针对性地开展药学服务，并可避免药物的不良反应，避免引发健康危机。

2. 会员的消费信息

会员的消费信息主要包括购买的产品、消费的金额、消费的时间和频率、反馈的信息等。

了解会员的消费信息,就可以对会员的消费规律进行分析(如会员购买产品的种类、品名、价格等),从而衡量会员的消费偏好、购买力、品牌喜好等,然后根据顾客消费情况提供最好的个性化服务。此外,了解会员的消费信息也方便对会员进行跟踪服务。记录会员对产品、销售、服务等方面反馈的信息,便于各类服务模式的优化与改进。

3. 会员的职业信息

会员的职业信息主要包括工作单位和职务。从工作单位和工作职务可以基本判断会员的经济收入和购买力,为日后有针对性的销售工作打好基础。

4. 会员的生活习惯

会员的生活习惯主要包括个人喜好、养生保健需求等。掌握会员的喜好和养生保健需求,有助于决定关联销售的品类延伸方向,也有利于增加会员对药店及店内经营品牌的忠诚度。

(三) 实施会员动态管理

不断完善会员管理模式,实施会员动态管理,提升会员价值,是持续提高会员满意度和忠诚度的有效措施。

1. 完善会员管理模式

在掌握会员基本信息的基础上,对会员进行细分,从会员拓展、会员保有、会员价值提升3个方面建立动态管理的会员制管理模式。其中,会员拓展主要是吸引潜在客户成为会员;会员保有是通过完善的服务提高会员的忠诚度;会员价值提升是通过有针对性的活动提升会员价值。

2. 开展会员的动态管理

定期对会员的情况进行统计分析,及时了解不同级别会员的数量、会员资源的变化情况、会员消费的产品结构等,及时调整会员细分,确定会员价值提升方向。

3. 体现会员的服务与关怀

通过开展满足会员个性需求的特色服务,如健康信息推送、生日祝福、知识讲座、联谊活动、消费积分奖励、信息共享、送货上门等,让会员享受更多便利性,感到特殊性、亲切感,体会到服务与关怀,从而进一步增加会员的忠诚度。

4. 提升会员的价值

根据会员的购买行为、购买意向,全面分析不同特征会员的消费特性。在此基础上,针对不同特征的会员制定不同的营销策略,开展"一对一"的营销活动,比如针对有长期慢性病的会员,可以定期回访跟进用药情况。结合会员卡积分手段多样化、积分兑现方式多样化、会员促销手段多样化等特色服务,不断提升会员的价值。

药店里的那些事儿

今天小刘上早班,一位爷爷进到店内,询问是否可以免费测量血压和血糖。小刘微笑地回答爷爷:"可以的。"(其实今天不是慢病管理日,这位爷爷也是第一次到店)测量的过程中,小刘跟顾客说:"爷爷,您在我们店只要购买商品就可以免费办理会员,以后每周您都可以进店免费测量血压血糖哦,免费获取健康资讯,尊享慢病管理服务,还有免费送货上门咧。"这位顾客二话没说就进店挑选了商品,并让小刘办理了会员。

能正确按照表6-1的要求完成会员卡的办理并说出会员权益。

表6-1 会员卡办理流程与注意事项

序号	实施步骤	操作流程/话术举例	注意事项
1	询问顾客是否为药店会员	"请问您是我们药店的会员吗?"	使用尊称。
2	邀请顾客办理会员卡	1. 介绍办理会员卡的好处。 2. 介绍会员的权益。	使用尊称,宣传办卡及会员权益。
3	指导会员办卡	"请您拿出手机微信扫一扫二维码,完成注册,即可成为我们的会员。"	如果顾客没有微信,可指导顾客填写纸质会员申请表。

药店顾客服务

实战演练

会员办理

收银员：您好,请问您是我们的会员吗?

顾客：不是。

收银员：今天购物可以免费领取一张价值20元的会员卡,平时96折,周五会员日88折,特价实价商品除外。您今天购买的板蓝根颗粒25元,可以为您省1元。请用手机扫一下这个二维码(填写会员资料),即可成为我们的会员。

顾客：好的。

收银员：张女士,您好,板蓝根颗粒原价25元,折后24元;枸杞子原价59元,折后57元(超过2个商品只报2个就可以),总共81元。收您100元,找您19元。

(唱收唱付,出单)

收银员：张女士,请核对并保留您的购物小票,板蓝根颗粒药品每天3次,每次1袋,其他药品请按说明书服用。您可以添加我的企业微信号,成为您的专属健康顾问。这是我们这期的活动单页,您可以了解一下,请慢走。

实战演练

会员权益

收银员：女士,请问您是我们的会员吗?

6-6

顾客　不是。

收银员　今天购物可以免费领取一张价值 20 元的会员卡，平时 96 折，周五会员日 88 折，特价实价商品除外。今天刚好是会员日，您购买的连花清瘟胶囊 35 元，可以为您省 4.2 元。请用手机扫一下这个二维码，即可成为我们的会员。

顾客　不用了。

收银员　今天成为我们的会员，还送 5 张 10 元抵用券，可以购买全场商品，包括钙片、鱼肝油、西洋参等保健品。

顾客　那就办一张吧。

（扫码填写会员资料）

收银员　王女士，您好，连花清瘟胶囊原价 35 元，折后 30.8 元，请问您怎么支付呢？

顾客　微信。

收银员　张女士，请核对并保留您的购物小票，连花清瘟胶囊药品每天 3 次，每次 4 粒。您可以添加我的企业微信号，成为您的专属健康顾问。这是我们这期的活动单页，您可以了解一下，请慢走。

药店顾客服务

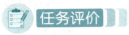

任务评价的具体内容与评分标准见表6-2。

表6-2 学习评价考核表

（班级：_____ 姓名：_____ 学号：_____）

序号	任务内容	配分	评分标准	自评	互评	考评	得分
1	询问顾客是否为药店会员	20	未能主动询问顾客，扣20分。				
2	邀请顾客办理会员卡	40	未能介绍会员的权益，扣40分。				
3	指导会员办卡	40	不能协助顾客填写相关信息，扣40分。				
合计							

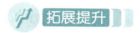

一、药店推行会员制的意义

会员制是药店常用的营销方式,药店推行会员制能较好地避免价格战,建立和突出药店独特的品牌,会员制是药店为了锁定客源、提升竞争能力而采用的服务方式。

1. 培养顾客忠诚度

药品是特殊商品,其销售对象相对稳定。药店提供会员制服务,可以锁定目标顾客群,保证拥有一定数量的客源;同时,通过会员制服务,药店与顾客之间建立良好的关系,使顾客产生归属感,培养顾客忠诚度,降低开发新顾客成本。

2. 增加与供应商的谈判能力

会员数量增多,会增加与供应商谈判的筹码,谈判的报价也有更大空间。而且顾客越多,药店的规模效应就越大,固定成本也就可以摊得越薄,从而使会员享有更优惠的价格。

3. 强化药店的顾客服务意识和顾客需求分析

随着生活水平的改善,医疗消费支付能力提高,人们的健康观念发生了变化,顾客对药店服务的要求更高,顾客购药最关注的就是用药安全。会员制可以对药品售出后的不良反应等信息有一个全面的记载,搭建药店和顾客更深层次的沟通平台。而且对于需长期服药的患者,可以跟踪观察,建立顾客资料,了解顾客,掌握顾客的消费习惯,提供个性化的服务,更好地保证顾客的用药安全,这对于稳定客源十分重要。

4. 提供各具特色的药学专业服务,创立竞争优势

有的药店为每个会员建立了健康档案,定期上门服务,并请专业医生为他们检查身体,提供贴身的"家庭医生"式服务。同时,药店不定期组织会员参加健康知识讲座(比如慢病管理方面),充分体现药店对会员的人文关怀,这样做能牢牢地吸引老顾客,不断提高企业的美誉度,从而带来大量新顾客,这也是与其他竞争对手差异化竞争的体现。

5. 会员制是药店提供满意服务的一种承诺

信任可以分为3种:一是基于个性特征的信任;二是基于制度的信任,现代社会中法律对信任的建立非常重要,法律可以形成一种制度信任;三是基于信誉的信任,在大量的交易活动中,信任是靠信誉机制维持的。会员制的创立就基于信誉的信任,简单地说是基于长期合作关系而建立起来的信任,是药店对顾客提供高质量服务的一种承诺。

二、我国药店会员制服务中存在的问题

目前,我国药店的会员制服务处于初期阶段,药店在会员制服务开展中也遇到了很多问题。

1. 入会门槛低,会员卡价值低

入会门槛确定很低,不收费或象征性地收费,药店会员数量盲目扩大,非会员与会员享受的服务没有显著差异,导致会员卡的价值大幅度降低,而且不收费导致顾客对会员资格不重视。药店要根据自身实际情况来设计药店目标会员群体和特殊服务项目,以适应推行会员制的需要。

2. 服务的质量方面

（1）在会员制服务中，价格折扣是会员制服务的主要形式，目前的会员制服务核心还是价格竞争，如果会员价格优惠力度大，就有"杀伤力"，否则就只能停留在享受免费量血压、代客煎药、免费测血糖、体检等层面上，难以形成对顾客的吸引力。但价格折扣却不是会员制服务的唯一目的，也不能形成药店特色，无助于药店核心能力的提升。

（2）药店会员制发展的根本在于能够为会员提供所需要的药学专业服务。药店要能够对会员档案进行系统化管理，比如对患有高血压、糖尿病、高脂血症、痛风等慢性疾病的会员，可提供会员药物治疗的注意事项指导、饮食健康指导，还可定期免费检测相应指标等。

3. 意识习惯的转变方面

顾客不习惯"花钱买会员资格才能进店购物"的模式，企业也缺乏培养这种模式的能力；而且对于认为"我的健康状况不会消费那么多的药品"的顾客来说，也缺乏入会的动机。

4. 会员制管理方面

（1）药店泄漏会员个人隐私，会导致会员生活受到干扰，影响会员对药店的信任。

（2）会员制所涉及的药店和会员双方权利义务责任不清。药店不兑现对会员的承诺，而会员又无法维护自己的合法权益，从而导致会员放弃会员资格，对药店形成负面口碑。甚至有的会员卡没有具体的有效期限，在卡上声明最终解释权归店方所有，有愚弄顾客之嫌。

三、药店会员制实施中的注意事项及建议

1. 注意保护会员隐私

药店应派专职人员进行会员档案的收集和管理，不得随意泄漏会员个人信息，以免给会员带来不必要的麻烦。

2. 注意会员活动的权威性与合法性

当前有名目繁多的讲座、义诊之类的会员活动，都是单纯推销药品的借口。规范的药店会员制，在开展活动时必须保证其内容的权威性、合法性，义诊咨询则需要取得义诊地点相关部门的同意。

3. 会员要分级，以增加会员数量

如某药店根据消费药品额度把顾客细分为 3 类：一类是百合卡会员，到店购物不限金额可在营业员指导下办理会员；二类是金百合卡会员，凡在药店积分满 10 000 分可申请升级；三类是璀璨百合卡会员，凡在药店积分累积达到 20 000 分可申请升级。这是因为顾客经济水平不同，身体状况有差异，购买药品的频率、数量不一样。如果标准一致，对持续购买药品的顾客缺乏激励，而不同等级的会员享受不同层次的价格折扣和增值服务则提高了顾客的认知度。

4. 会员再分类，以提高服务质量

通过对会员需求的分析，将顾客分类，以提供有针对性的服务。分类的标准可灵活多样，既可根据顾客的年龄层次，也可根据收入状况，还可依据患者所患疾病的种类进行分类，从而开展有针对性的活动。通过分类分析，便于药店掌握顾客的动态，掌握哪些顾客有流失倾向，店方要及时关注和了解流失的原因、顾客忠诚的原因，针对存在的问题需要采取什么对策等。

5. 药学服务是形成药店核心竞争力的根本

随着我国医疗体制改革的深入,很多顾客会会拿着医生的处方到药店购药,有的则在感觉身体不适时直接进了药店。但药品不同于一般商品,用药不当会造成身体伤害。因此,药店不能像其他商家那样推销所售的药品,而应给顾客提供必需的药学专业服务,使他们能正确地选择合适的药品,让顾客安全、有效、经济地进行疾病治疗,这对药店的服务提出了新的、更高的要求,提供特色的药学专业服务才能形成药店独特的竞争力。既包括推荐合适的药品,介绍正确的用药方法,解释不良反应,也包括建立药历,提供健康护理服务,举办健康知识讲座,提供私人保健医生咨询等。

药店在顾客中的美誉度的不断提高同时也使药店的品牌逐步地树立。一个顾客持有一个拥有高美誉度的品牌药店的会员卡,不仅能享受这个药店提供的特殊服务,还能让顾客有一种归属感。顾客和药店的关系也就更为密切,从而成为该药店的忠诚顾客和义务宣传员。

6. 开展联合会员制

药店可以和超市、百货商店、美容院、健身中心、旅行社等联合开展会员制,实现会员共享,达到多赢的效果。会员只需要办一张卡就可以享受不同企业提供的多种服务,全面提升生活质量。如,某省公开发行的"××消费优惠卡",会员可以在全省2 800多家消费场所享受6~9.5折的价格优惠,消费范围包括购物、饮食、旅游、娱乐、美容、搬家、冲印、加油、看病、家电维修等,这种多家联合开展的会员制,比一家单独开展的会员制效果要好。但要注意,联合伙伴的选择要从企业的知名度和美誉度两方面展开评价。

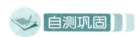

1. 药店会员管理的原则包括( )。
   A. 对会员进行差异化管理　　　　B. 推进基础药学服务
   C. 推进高阶药学服务　　　　　　D. 加强会员忠诚度的培养
   E. 以上皆是
2. 实行会员制的意义在于( )。
   A. 增强顾客忠诚度,促进销售　　B. 便于顾客管理的制度化、系统化
   C. 更好地为顾客提供各种服务　　D. 便于对慢性病会员的管理
   E. 以上皆是
3. 不属于会员动态管理的是( )。
   A. 定期回访慢性病患者　　　　　B. "一对一"的营销活动
   C. 了解不同级别会员的情况　　　D. 限制顾客只能在本公司办理会员卡
   E. 有针对性地拓展和开发会员

(陈　诚　孙雪林)

任务7 电话回访服务

任务情境

某日早上,营业员小黄正在接待一位男性顾客(李先生)。

营业员:您好,请问有什么可以帮到您的呢?

顾客:我想了解一下治疗脱发的药。

营业员:好的,您这边请。

经过一番询问,营业员详细了解了顾客的情况后,为顾客推荐药品,并告知顾客像他这样的情况需要按疗程用药,根据他的情况3个月为1个疗程,需要连用3个疗程。顾客觉得在理就先购买了1个疗程的药品。

(2周后,营业员小黄给顾客进行了第一次电话回访)

营业员:您好,请问是李先生吗?

顾客:是的,哪位?

营业员:李先生您好,我是某某药店的小黄,就是您上次购买治疗脱发商品时为您导购的营业员,这次给您打电话主要是给您做个用药回访,您方便吗?

顾客:嗯,可以。

营业员:请问最近您脱发的情况有缓解吗?

顾客:唉,感觉还是老样子。

营业员:那您有坚持在用药吗?

顾客:有,但都是断断续续,经常忘记吃药,擦头的药有时候懒得用,大概隔天才用一次。

营业员:李先生您好,疗程用药的确是一个比较漫长的过程,但是为了能使病情得到好转,建议您要坚持按照正确的用药方式进行用药。根据您的描述,我想给您一些建议:第一点是在吃药时间给自己调上闹钟定时提醒吃药,另外可以准备一些自封袋或小药盒方便您将药外带。第二点是擦头的药,您在每天晚上也要定时使用。这样坚持一段时间,您就形成习惯,不会忘记了。

顾客:听起来的确是不错的建议,我试试。

营业员:除了要注意坚持用药以外,您平时要少吃辛辣刺激的食物,作息时间要规律,不熬夜。

顾客:好的,我知道了,谢谢你小黄。

营业员:不客气,那祝您早日康复,再见。

顾客:再见。

药店顾客服务

（通过几次回访，顾客一个疗程下来已经看到疗效了，并且再次回购了两个疗程。通过电话回访，我们可以对顾客的用药进行跟踪，及时纠正错误的用药方式，也能给到顾客一些建议及鼓励，使顾客在漫长的用药过程中能坚持下来。）

请思考：药店进行电话回访的目的有哪些？

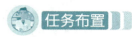

能正确完成一位顾客用药情况的电话回访。

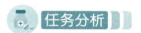

一、药店顾客回访

药店顾客回访是企业用来进行产品或服务满意度调查、顾客消费行为调查、维系顾客的常用方法。顾客回访是售后服务的重要内容，做好顾客回访是提升顾客满意度的重要方法。

（一）顾客回访的目的

1. 了解顾客需求

建立回访制度，不仅可以直接了解产品的应用情况，还可以了解产品在应用过程中的问题，了解顾客对我们的产品使用情况，了解顾客的服务需求和消费特点，从而提高服务水平。

2. 提高顾客满意度

顾客对企业服务的满意度与企业的销售效果有密切的关系。顾客提供的信息是满意度调查时的重要内容。回访的意义是要体现企业的优质服务。

3. 传播服务理念

顾客回访等售后关怀是企业的一种增值的服务。顾客回访通过提供超出顾客期望的服务来提高顾客对企业或产品的美誉度和忠诚度，借助老顾客的口碑来提升新的销售增长。这是销售成本最低也是最有效的宣传方式之一。

（二）顾客回访的技巧

1. 注重顾客细分

在顾客回访之前要对顾客进行细分，对不同类别的顾客制定不同的服务方法，增强顾客服务的效率。比如，冲动型顾客往往很果断，但也有脾气暴躁的倾向，一时性急而说出气话，作为工作人员对这类顾客应该用温和的语气交谈，促使他尽快平静下来以做出决定。对优柔寡断型顾客，须花一些时间，用坚定、自信的语气和专业知识消除顾客忧虑，耐心地引导，使其做出正确的决定。对满足型顾客，须采用夸赞性语言满足其自尊心理。

2. 话术规范服务

话术规范服务是服务人员在为服务对象提供服务过程中应达到的要求和质量的标准。

话术规范服务可体现企业的服务品质。因此,服务人员应按照规范的话术开展顾客回访,以体现职业素养,提高服务水平。

3. 明确顾客需求

回访的目的一方面是了解顾客的产品使用情况和药店的服务情况,另一方面是了解顾客想什么、要什么和药店应该改进什么。只有明确顾客的需求,才能更好地服务顾客,提升顾客的满意度。

4. 确定合适的回访方式

顾客回访有电话回访、电子邮件回访及当面回访等不同形式。最常见的回访方式是通过电话进行回访,也可以根据不同情况采用定期回访、提供售后服务之后的回访、节日回访等方式。

5. 抓住顾客回访的机会

顾客回访过程中,要了解顾客用药情况和药店工作人员的服务情况,特别是不满意的地方,找出问题;了解顾客对企业的建议;了解改进工作、改进产品、改进服务的措施等。顾客回访,不仅可解决问题,而且可改进企业形象、拉进与顾客的关系。

6. 正确对待顾客抱怨

在顾客回访过程中遭遇抱怨是正常的。遇到顾客抱怨时,不仅要平息顾客的抱怨,还要了解产生抱怨的原因,把被动转化为主动。可以设立意见箱,收集顾客的抱怨,并对抱怨进行分类,有针对性地解决顾客抱怨。这样不仅可以总结服务过程,提升服务能力,还可以了解并解决产品和服务的相关问题,更好地满足顾客需求。

二、电话服务礼仪及规范用语

(一)电话服务的礼仪

1. 拨打电话的礼仪

(1)充分准备。拨打电话之前,特别是电话回访顾客之前,应该已经想好要询问对方的问题或者想告知对方的事情,所以提前准备好可能在通话中要用的资料和问题是回访成功的要诀。

(2)礼貌问好。拨打电话前要先调节好自己的情绪,保持良好的态度和微笑。注意问好时语气和节奏的掌控,避免给人一种冷冰冰、公事公办的态度。例如,"您好,请问您是××先生/女士吗?"

(3)自我介绍。例如,"我是××药店的营业员××,很冒昧打扰您!您现在方便接听电话吗?"让对方知道自己的身份,如果有职务也可以一并介绍,增强认同感,便于后续的沟通。如果顾客认为时间不方便,可以致歉后询问一个方便的时间,再次主动联系。

(4)说明意图。可以根据自己事前拟定的资料和问题进行询问和回访,注意要始终保持礼貌。如果是回访,可以针对药物的疗效、不良反应及顾客关心的专业问题进行回答和介绍。

(5)结束通话。例如,"很高兴您能抽出宝贵的时间接受我们的回访,同时也为您送上真挚的祝福(祝您周末/节日愉快!)。非常感谢您对我们工作的支持,打扰您了,谢谢,再见。"静静等待顾客挂电话。

药德思政:安全第一

2016年3月18日,山东省济南市某母女涉嫌非法经营二类疫苗被查出,涉案金额高达5.7亿元,疫苗未经严格冷链存储运输销往24个省市。

2010年以来,庞某与其医科学校毕业的女儿孙某在未获取任何药品经营许可的情况下,通过网上QQ交流群和物流快递,联系国内10余个省(市)的100余名医药公司业务员或疫苗非法经营人员,购入防治乙型脑炎、狂犬、流感等病毒的25种人用二类疫苗或生物制品,加价销售给全国24个省的300余名疫苗非法经营人员或少量疾病预防控制部门基层站点。

2017年1月24日,山东省济南市中级人民法院对被告人庞某、孙某非法经营案开庭宣判,认定被告人庞某犯非法经营罪,判处有期徒刑十五年,并处没收个人全部财产,与前罪刑罚并罚,决定执行有期徒刑十九年,并处没收个人全部财产;对被告人孙某犯非法经营罪判处有期徒刑六年,并处没收个人财产人民币七百四十三万二千八百五十九元四角。扣押在案的疫苗等药品依法予以没收。

此次事件的发生,暴露出某些疫苗经营企业趋利枉法,危害了广大群众的生命健康。作为药品经营企业,应以人为本、诚信经营。作为医药专业的学生,今后的医药人,从我们选择这个专业的那天起,就要肩负"药品质量"的责任,牢牢守住"药品安全"的红线。只有这样,医药行业才能生存发展下去,医药人才能立足社会,得到应有的尊重。同样,我们在电话回访和电话推销的过程中,也要守住底线,实事求是,诚心经营。

2. 接听电话礼仪

(1) "三响之内"接听电话。以充分体现本药店的工作效率。应该避免故意延迟接听电话或接听后还和周围人聊天的情况。

(2) 先问好、再报单位、再用问候语。例如,"您好,这里是××药店,请问有什么能帮到您的。"

(3) 注意聆听。在对方讲完之前,不要打断,也不可妄下结论,对不清楚的内容,要复述客人的话,以免理解错误。听电话时要注意礼貌,仔细聆听对方的讲话,要把对方的重要讲话进行重复和复核,应不时地用"嗯""对""是"来给对方积极的反馈。如果对方发出邀请或会议通知,应致谢。如对方反映问题或是投诉,接待要耐心,回复对方的话要特别注意语气和措词,要显得热情、诚恳、友善、亲切,并使对方能体会到对他的关注。

(4) 做好记录。对重要的事,应做好记录。记录时要重复对方的话,以检验是否无误,然后等对方来结束谈话。如果电话上定不下来的事情,可告知对方请示领导后再通电话决定。

(5) 通话完毕。通话结束时,应说"谢谢您!再见!"以对方挂断电话为通话完毕,切不可在对方尚未说完就挂掉电话。

(二) 电话服务的规范用语

1. 开头用语

"早上(上午、下午、晚上)好,很高兴为您服务!"

"您好！这里是××,请问有什么能帮到您？"

2. 沟通过程用语

"请问贵公司怎么称呼？/请问怎么称呼您？/请问您贵姓？"

"我理解您的心情,您的意思是……"

"对不起,听得不是很清楚,麻烦您再说一遍好吗？"

"对不起,根据公司规定是这样的,请您谅解。"

"很抱歉,让您久等了;非常感谢您的耐心等待！"

"刚才我说得太快了,请原谅。"

"请您放心,我们一定帮您处理好。"

"请您不要着急,我们能够理解您的心情,一定尽快为您解决。"

"好的/对不起,请您稍等。"

"很抱歉,给您添麻烦了。"

"对不起,您提的问题比较专业,我帮您咨询一下药师/我请药师为您解答,稍后再给您答复,好吗？"

"不客气,这是我应该做的。"

"为了更好地为您提供服务,方便留下您的联系方式吗？"

3. 结束用语

"感谢您对我们工作提出的宝贵意见。"

"感谢您使用我们提供的产品/服务,欢迎您随时和我们联系！"

"如果您在以后的使用过程中有什么需要帮助的,欢迎拨打电话×××,我们将及时为您服务。"

"感谢您的来电！再见！"

药店里的那些事儿

今年8月份的药店促销活动是维生素D和钙剂,实习生小孔根据店长布置的工作任务,逐个对会员进行电话回访。在询问之前服药情况的基础上进行一定的用药指导,并给顾客介绍8月份的促销活动。其中一位女性顾客听说维生素D有促销活动,一口气订了40盒,这可是一笔上千元的大单。小孔立马跟店长沟通后,补货到店。店长也表扬小孔表现优异,拿下一个大单。其实幼、孕顾客对营养素的需求比较明显,合理地进行需求精准分析,再进行有针对性的回访,就可以收到比较明显的效果。

（三）电话服务禁语

"你冲我发什么脾气。"

"我不可能这么快给你答复。"

"这是无理要求,我们满足不了。"

"你那边吵死了,听不到你说什么。"

"电脑坏了(或系统坏了),没法查。"

"不是告诉过你了吗?"

"不是跟你说过了吗?"

"你的方言我听不懂。"

"这是我们的规定,我没有办法。"

"这是你自己的事,我哪知道呀。"

"这不关我们的事/这事不归我管。"

"我绝对没讲过这种话。"

"我们又不是为你一个人服务的。"

"喂!哎!"

"肯定是你错了。"

"那不是我的错。"

"有意见找领导去。"

"我跟你讲、你听我说。"

"你有什么事。"

"你快说啊。"

"你不懂/你不知道/你搞错了。"

"不是给你讲了吗,怎么还不明白。"

"急什么? 慢慢等!"

"不行/不知道/不清楚/我不懂。"

"一分钱一分货。"

"不可能有这种事情发生。"

"你听见没有。"

"我怎么知道⋯⋯/什么时候能⋯⋯?"

(四) 不同情境下的电话服务用语

(1) 当顾客反映某部门的某些具体口头承诺未能得到兑现时。"实在是不好意思,给您添麻烦了,我们会尽快核实这一情况,给您妥善处理这个问题的,您看行吗?"

(2) 顾客抱怨电话很难打进来时。"很抱歉,让您久等了! 因为这是公司的热线电话,线路比较繁忙,请问有什么可以帮到您?"

(3) 如果没听清。"抱歉,能不能请您再重复一遍?"

(4) 如果商品的规格、数量较多,在顾客说完后,要进行确认。"为了避免出错给您添麻烦,我把您要的商品规格和数量,重新说一遍,由您进行确认,好吗?"

(5) 顾客要找某同事处理投诉,但此同事又不在时。"对不起,××先生/小姐,您把问题先告诉我好吗? 我可以帮您处理。"

(6) 顾客要找领导时。"您提的问题是否可以告诉我呢? 我会尽力解决的。"

(7) 当听不懂顾客的方言时。"对不起,您可以说普通话吗? 我听不太明白您刚才说的话。""很抱歉! 您讲的方言我听不太清楚,请您讲普通话好吗?"

(8) 若对方打错电话。"对不起,先生/小姐,这里是××药店,您打错电话了,请您重新确认电话号码,好吗? 再见!"

（9）对商品进行投诉。"很抱歉,给您添麻烦了。请您先介绍一下具体情况,好吗?您的心情我们可以理解,您的情况我已记下,我们会尽快安排人员专门处理的,您看这样处理行吗?"

（10）电话转接。"请您稍等,我将电话转接给××,请您不要挂机,好吗?"(用手掩住话筒,轻声和××打好招呼,并提前简单地向对方叙述问题,再进行转接。)

药店里的那些事儿

患者,女,65岁,在医院诊断为高血压(160/108 mmHg)。在医师指导下口服硝苯地平缓释片Ⅱ(规格为20 mg/片,每次1片,每日2次)。一直在小区附近的某药店购买硝苯地平缓释片Ⅱ,并坚持服药。药店拟对硝苯地平缓释片Ⅱ的使用情况进行电话回访。

分析：运用现代通信工具对硝苯地平缓释片Ⅱ的使用情况进行回访,既可以提高患者的生活质量,又可以随时了解药品的使用情况。具体实施措施如下。

1. 记录

建立规范的药品随访登记本,将患者姓名、诊断、治疗、地址、电话、随访人、随访结果等做详细记录。

2. 回访手段

运用现代通信手段如手机、固定电话等,与患者进行联系。

3. 回访时间

患者服药1～2个疗程内进行首次电话回访,一般选择每天上午10时、下午4时左右的患者非休息时间。

4. 回访内容

回访的主要内容是：询问患者能否按医嘱正确服药;是否坚持每天监测血压;是否出现不良反应;是否合理安排活动与饮食;指导患者保持血压稳定;建议患者在身体条件允许的情况下,做一些力所能及的家务活动或强度适宜的体育活动,如散步、打太极拳等;提醒患者定期到医院复诊。

通过电话回访,使患者能正确服药,掌握预防保健知识,进行正确的日常活动训练,解决患者存在的心理顾虑,降低患者并发症,提高患者的生活质量;使医师、药师、药品生产企业随时了解药品的使用情况,强化药品售后服务,建立与患者之间沟通的桥梁,提高服务满意率。

药店顾客服务

按照表7－1的流程,能正确完成一位顾客用药情况的电话回访。

表7－1　电话回访的流程与注意事项

序号	实施步骤	操作流程/话术举例	注意事项
1	回访准备	明确回访对象的情况;明确回访所涉及的疾病、药品信息、用药指导、健康教育;明确回访还需获取的顾客信息;明确回访需要介绍的活动或营销方案。	在回访前先确认顾客信息是否有误,评估顾客用药情况。
2	确认身份	"您好,请问是××先生/女士吗?"	先确认对方是否是我们要回访的对象,避免顾客信息错误,导致无效回访。
3	自我介绍	1. "我是××药店的小×,请问您现在方便听电话吗?" 2. "冒昧打扰您几分钟,给您打电话主要是因为……"	1. 向顾客表明身份及打电话的目的。 2. 若对方拒绝回访,则尝试另约时间。
4	询问用药情况	"最近您感觉身体如何?有坚持用药吗?觉得效果怎么样?"	耐心倾听及评估用药质量,可以适当记录。
5	用药指导和促销	1. "根据您的情况,建议您……" 2. "对了,最近我们药店正在举行××活动,优惠力度很大,上次您买的××,原价××,现在才××元,是否需要我帮您先订几盒?"	1. 根据顾客反馈给出建议及指导。 2. 若有营销活动也可看时机进行介绍。
6	结束回访	1. "祝您早日康复,再见。" 2. 等待对方先挂断。	使用尊称。

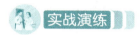

电话回访

营业员：您好,请问您是陆凤,陆阿姨吗?

顾客：我是,有事吗?

营业员：我是健康药房的小李,冒昧打扰您几分钟,给您打电话主要是想做一个电话回访,您看可以吗?

顾客：行吧。

营业员：太感谢您了。上次您从我们这买了4盒非布司他,不知现在尿酸还高吗?

顾客：哦,不高了,吃了1周药就去医院复诊了,尿酸降下来了,还挺好的。

营业员：那服药期间是否有不适症状呢?比如恶心、皮疹等。

顾客：这倒没有。

营业员：好的,陆阿姨,请您坚持服药,并按要求减少动物内脏等高嘌呤食物的摄入。我们每周四都是慢病管理日,您是我们尊贵的会员,可以免费到店里测量尿酸。

顾客：那我这个礼拜去测量一下。

营业员：好的,另外,我们这个月对非布司他也有一些促销活动,挺划算的,比您上次买的时候优惠力度还要大,每盒可以少20元,您可以这周四顺便过来看看或者我帮您先订几盒。

药店顾客服务

行，反正药也差不多吃完了，我过去看看吧。 顾客

营业员 好的，那就不打扰您了，祝您早日康复，再见。

任务 7 电话回访服务

任务评价的具体内容与评分标准见表 7-2。

表 7-2 学习评价考核表
（班级：_____ 姓名：_____ 学号：_____）

序号	考核内容	配分	评分标准	自评	互评	考评	得分
1	回访准备	30	1. 未明确回访对象个人信息,扣 10 分。 2. 未明确回访对象疾病史、用药史,扣 10 分。 3. 未明确回访所需的用药指导、健康教育、营销方案等资料,扣 10 分。				
2	确认身份	10	1. 拨通电话后不说话,扣 5 分。 2. 拨通电话后不问好,扣 5 分。 3. 电话礼仪不规范,扣 5 分。 4. 未确认对方身份,扣 5 分。				
3	自我介绍	10	1. 未进行自我介绍,扣 10 分。 2. 若对方拒绝回访,未尝试另约时间,扣 5 分。				
4	询问用药情况	10	1. 未询问用药情况,扣 10 分。 2. 未耐心倾听或打断顾客说话,扣 10 分。				
5	用药指导和促销	30	1. 未进行用药指导,扣 10 分。 2. 语速太快或顾客无法理解,扣 5 分。 3. 未介绍营销活动或语言过于生硬,扣 5 分。				
6	结束回访	10	1. 未说祝福语,扣 10 分。 2. 比顾客先挂电话,扣 10 分。				
	合计						

药店顾客服务

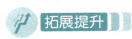

药店的专业化服务包括售前服务、售中服务和售后服务。售前服务的准备工作可为销售奠定良好的基础;售中服务最核心的工作是接待顾客、帮助顾客解决问题;售后服务才是药店销售的开始,为新的一轮服务做好准备,此阶段不容忽视。在现代商业理念中,售后服务不仅是门店服务的外延,而且也是销售的一部分。药店在向顾客出售商品的同时,也包含了出售服务,目的是要让顾客没有后顾之忧。

一、售后服务介绍

售后服务是指生产企业或者销售企业把产品(或服务)销售给消费者之后,为消费者提供的一系列服务。随着药品零售市场竞争的日趋激烈,越来越多的药店经营者在重视店内服务的同时,进一步强化售后服务。会员制、售后服务中心、跟踪回访等越来越多的手段被商家广泛应用。实行过期药品定期、定点回收是近几年来售后服务方面的创新之举。事实证明,做好售后服务是持续性地提升药店销量的一条重要途径。

药店常见的售后服务包括顾客回访、送货上门、顾客退换货、中药饮片代煎、中药材切片、中药饮片粉碎、顾客投诉的处理等。

药店里的那些事儿

王阿姨在一家药店买了一瓶眼药水,使用时发现里面竟有沉淀物,用过之后眼睛有异物感。她去到药店投诉,接待的营业员说他们的药品全部从正规医药公司进货,一般不会出现问题;如果有质量问题,也由供货的厂家来负责解决;而且药品作为特殊商品,没什么售后服务的问题。

分析:药品是否会存在售后服务的问题?药品销售过程本身就应该包含售后服务的内容,这是不容忽视的。药品也是商品的一种,同样存在售后服务。如果药品出现质量等问题,商家应该承担责任。

2019年12月1日实施的《中华人民共和国药品管理法》第144条规定:"药品上市许可持有人、药品生产企业、药品经营企业或者医疗机构违反本法规定,给用药者造成损害的,依法承担赔偿责任。因药品质量问题受到损害的,受害人可以向药品上市许可持有人、药品生产企业请求赔偿损失,也可以向药品经营企业、医疗机构请求赔偿损失。接到受害人赔偿请求的,应当实行首负责任制,先行赔付;先行赔付后,可以依法追偿。"所以,现在实行的是首负责任制,哪怕责任主要是在药品生产企业,顾客也可以先追究药品经营企业的责任,让其先行赔付。

任务7 电话回访服务

二、售后服务的内容

1. 用药效果追踪

药店应该追踪用药效果,及时收集药品不良反应信息,并针对不良反应提供解决方案。也可通过电话回访、送货上门等多种方式,对重点顾客进行售后咨询。

2. 合理用药的教育

为保证用药的安全有效,要向顾客提供合理用药的相关咨询和安全用药的知识教育。

3. 顾客异议处理

药店应设立顾客投诉中心,开设热线电话,指定专人负责解答顾客的异议、接收顾客的退换货、处理售后等其他问题。

4. 事故处置

如果确实出现了因药品质量问题导致的责任事故,药店要主动联系顾客,承担相应的责任。

售后服务工作是药店管理中必不可少的重要组成部分。售后服务水平和及时性在药店营销策略中占有重要的地位。良好的售后服务体现了药店的社会责任感,同时也是药店诚信经营的标志。

自测巩固

1. 顾客回访的目的不包括(   )。
   A. 了解顾客需求　　　　B. 了解产品应用情况　　　C. 了解顾客私密信息
   D. 提高顾客满意度　　　E. 传播服务理念
2. 最常见的顾客回访的方式是(   )。
   A. 电话回访　　B. 电子邮件回访　C. 座谈回访　　D. 活动回访　　E. 以上均是
3. 以下接听电话的礼仪正确的是(   )。
   A. 第一句话是"喂,有什么事?"　　B. "三响之内"接听电话　　C. 没必要做记录
   D. 边接电话边做其他事　　E. 如果不找自己就直接挂掉
4. 以下拨打电话的礼仪正确的是(   )。
   A. 充分准备　　B. 礼貌问好　　C. 自我介绍　　D. 说明意图　　E. 以上皆对
5. 属于电话服务的规范用语的是(   )。
   A. 你冲我发什么脾气　　B. 我们满足不了　　C. 你的方言我听不懂
   D. 我们又不是为你一个人服务的　　E. 感谢您的来电!再见!
6. 顾客电话回访的注意事项是(   )。
   A. 不需确认对方身份　　B. 若对方拒绝回访就挂电话　　C. 说完就挂电话
   D. 做好充分的回访准备　　E. 没必要介绍营销活动

(陈 诚)

7-13

项目 4　慢病管理服务

任务8　高血压的慢病管理

 任务情境

营业员：您好,先生,请问有什么可以帮助到您?

顾客：我最近感觉有点头晕,想买点药。

营业员：好的,先生,请问您除了头晕之外还有什么其他症状吗?血压高吗?

顾客：两年前发现高血压,平时血压在150/100 mmHg左右,偶尔有头晕。

营业员：根据您的情况,有可能是高血压病引起的头晕,需要通过降压药来控制血压。

顾客：我才40岁,以后天天要吃药吗?我想再等几年再说。

营业员：我理解你的心情,没有谁愿意天天花钱买药。您现在年纪不大,血管弹性好,暂时没有什么太大的影响。但是随着年龄增长和血压的升高,血管弹性会慢慢降低,很容易引起动脉粥样硬化,甚至有诱发脑卒中(中风)、冠心病的风险。

顾客：有这么严重吗?你不会是在吓唬我吧。

营业员：很多高血压患者就是抱着侥幸心理,以为自己年轻就忽略了高血压的控制,最后导致脑卒中的严重后果。如果你现在开始用药,把血压控制好了,可以避免发生上述情况。

顾客：嗯,好吧,你说得有道理。

经过到医院确诊,这位顾客通过服药,配合积极健康的生活方式,血压控制良好,并成为药店会员,长期在药店进行慢病管理。

请思考：高血压为何要进行慢病管理?

 任务布置

能正确完成针对高血压患者的慢病管理服务。

药店顾客服务

一、慢病管理

(一)慢病管理的概念

1. 慢病

慢病又称慢性非传染性疾病,是一组起病时间长,缺乏明确的病因证据,病程较长的疾病总称。常见的慢病包括心脑血管疾病(高血压、冠心病、脑卒中等)、糖尿病、恶性肿瘤、慢性阻塞性肺疾病、慢性支气管炎、肺气肿、精神异常或精神病等。慢病是一个漫长的过程,具有"病程长、病因复杂、健康损害大、社会危害严重"等特点。如果控制不好,患者在患病过程中会经历越来越多的痛苦,还会为家庭、社会增加很多的经济负担。因此,加强对慢病患者的日常管理尤为重要。

2. 慢病管理

慢病管理是指组织慢病专业医师、药师及护理人员,为慢病患者提供全面的、连续的、主动的管理,以达到促进康复、延缓慢病进程、减少并发症、降低伤残率、延长寿命的目的,是提高生活质量并降低医药费用的一种科学管理模式。慢病管理具有"系统性、干预性、专业性"等特点。

> **药店里的那些事儿**
>
> 今天王大爷到店进行慢病管理登记,新来的年轻药师不太记得体质指数(BMI)如何计算了,于是请教了资深的陈药师。陈药师询问了王大爷的体重和身高,按以下公式就可计算BMI值:
>
> BMI = 体重(千克)除以身高(米)的平方。
>
> 王大爷的身高为 1.75 米,体重为 68 千克,他的 BMI = $68/1.75^2$ = 22.2(千克/米^2)。当 BMI 指数为 18.5~23.9 时,属正常;BMI 指数低于 18.5,属于偏瘦;BMI 指数为 24~27.9,属于超重;BMI 指数大于 28,属于肥胖。

(二)慢病管理的实施

以患者为中心的慢病管理服务,提供用药教育与指导和病患追踪,并非仅仅停留在告知或传授患者完整的疾病和用药知识的阶段,而是应该跟踪、收集与评估慢病患者的服药依从性与生活状态,进行慢病风险分级,依据不同患者情况,制订个性化慢病管理计划并进行追踪与干预。

1. 收集个人慢病信息

使用问卷或健康检测等方式询问患者疾病情况和生活方式,包括心脑血管疾病、吸烟、饮酒、运动、主食摄入情况等,对患者慢病信息进行评估。

(1)询问患者个人基本信息与用药信息、家族病史、药物过敏情况等。

任务 8　高血压的慢病管理

（2）了解患者的疾病症状和机体基本状况，包括血压、血糖、体质指数（BMI）等，对患者进行慢病症状的检查与评估。

（3）了解患者服药情况，对患者服药依从性进行评估。

（4）调查患者个人运动、饮食、营养、抽烟、喝酒、睡眠、压力等生活状况，对患者健康生活形态进行评估。

2. 建立个人慢病档案

（1）将所收集的个人慢病信息汇总整理，建立个人慢病档案。

（2）分析个人慢病信息，对症状、依从性以及健康生活状态给予评分。在此基础上，对患者进行风险分级。

3. 制订个性化慢病管理计划

按照患者的风险分级，制订个性化慢病管理计划，通过当面咨询或书面报告方式提供给患者。个性化慢病管理计划包括以下内容。

（1）服药依从性改进计划。

（2）推广"体重管理""血压管理""血糖管理"等适宜技术和日测量（记录）血压或血糖依从度改进计划。

（3）以控制慢病危险因素为核心，制订健康生活改进计划。

4. 开展慢病追踪与干预

慢病追踪与干预的实施，随患者风险等级的不同而不同。风险较高的病患，干预与追踪的频率要高；风险较低的患者，干预与追踪频率可以低一点。

（1）定期回访追踪患者。一般高血压、糖尿病患者每月回访一次，高危患者每星期回访一次。主要核查是否按时服药，是否每日检测（记录）血压、血糖等，是否改进健康生活习惯，并继续给予相关的指导。

（2）定期对患者进行慢病症状的检查与询问。了解患者危险因素控制、干预及效果评价情况，再进行疗效与生活质量评估，重新进行风险评估与分级。

（3）加强患者依从性的教育。对落实服药、测量（记录）、健康生活改进计划完成较好的患者，给予赞赏与激励。

药德思政：坚守信念

1982 年 3 月，上海第一医药商店员工的陶依嘉和单位的几名同事在上海南京路推出了第一辆为民服务小车，为过往行人免费提供测量血压、称体重等服务。让不少阿婆老伯既惊喜又疑虑，他们不停询问："你们下个月还来不来？"面对诸多满含期盼的目光，陶依嘉说："今后，我们每个月都来！"。就这样，为民服务小车至今已坚持了三十几年。每月 20 日，陶依嘉都会来到南京路，履行和市民群众的约定。小车经过改造，变成了"学雷锋为民服务台"。陶依嘉带领她的志愿者伙伴们用自己的赤诚和汗水，用自己的无限爱心和无私奉献践行着社会主义核心价值观，传递着人间大爱和社会温情，铸就了南京路上为民服务的"特殊品牌"。

8-3

(三)慢病管理的方法及目标

1. 慢病管理的方法

要达到慢病管理的目标,必须依不同患者的情况采取不同的策略,有效地激励患者达成目标。药学专业技术人员影响患者达成目标的能力越强,慢病管理能力就越强。

(1) 有效地影响患者去做改变。如改变不按时服药的不良习惯,改变没有每天测量(记录)血压或血糖的不良习惯,改变不良的健康生活状态。

(2) "激励"患者实施改变行动。除了告诉患者如何做以外,还要告诉患者改变后的成功案例和不改变可能对机体造成的损害,增强患者对改变的重视度,促进患者主动实施改变的行动。

2. 慢病管理的目标

(1) 提升患者的依从度,使患者能够按时服药,每日测量(记录)血压或血糖,保持良好的健康生活状态。

(2) 提升疗效,使患者无疾病症状、血压稳定、血糖稳定等。

(3) 提升患者的生活质量,让慢性病患者保持积极、自信、热情的心理状态。

二、高血压的慢病管理

(一)疾病概述

高血压是指以体循环动脉血压增高(收缩压≥140 mmHg,或舒张压≥90 mmHg),周围小动脉阻力增高,同时伴有不同程度心排血量和血容量增加为主要表现的临床综合征。随着病程的延长,可导致心、肾、脑等并发症的发生。由于部分高血压患者并无明显的临床症状,高血压又称为人类健康的"无形杀手"。因此,提高对高血压的认识,对早期预防、及时治疗有极其重要的意义。

(二)病因及临床表现

根据发病原因可将高血压分为原发性高血压和继发性高血压。原发性高血压又称高血压病,可能与遗传、环境有关,约占95%。根据血压升高的程度及心、肾、脑等重要脏器受损的程度,可将高血压分为轻、中、重度或1、2、3级高血压。

高血压早期可能无症状或症状不明显。高血压的症状与血压的水平有一定的关联,常见的症状有头晕、头痛、耳鸣、心悸气短、失眠、肢体麻木等,在劳累、精神紧张、情绪波动后可加重,有些症状在休息后可恢复正常。血压水平分类和高血压分级如表8-1所示。

表8-1 血压水平分类和高血压分级

类别	收缩压/mmHg	条件	舒张压/mmHg
正常血压	<120	和	<80
正常高值	120~139	和(或)	80~89
高血压	≥140	和(或)	≥90
1级高血压(轻度)	140~159	和(或)	90~99
2级高血压(中度)	160~179	和(或)	100~109
3级高血压(重度)	≥180	和(或)	≥110
单纯收缩期高血压	≥140	和	<90

注:当收缩压和舒张压分别属于不同级别时,以较高的分级为准。

（三）治疗原则

高血压目前很难彻底治愈,应早发现,早治疗。将血压尽可能控制在接近正常的水平,最终达到减少并发症的目的。高血压的治疗分为非药物治疗和药物治疗两种方法。大多数患者需要长期甚至终身坚持治疗。高血压的药物治疗应遵循以下原则。

1. 初始小剂量

治疗初始应采用小剂量,根据需要逐步增加剂量。降压药物需要长期或终身应用,药物安全性和患者耐受性的重要意义不亚于甚至更胜过药物的疗效。

2. 长效制剂优先

尽可能使用一天服用 1 次并持续 24 小时降压的长效制剂,有效控制夜间血压与晨峰血压,并有效预防心脑血管并发症的发生。

3. 合理联合用药

在低剂量单药治疗效果不理想时,可采用联合用药治疗,以增加治疗效果而不增加不良反应。我国临床主要推荐应用的优化联合治疗方案有:①ACEI 或 ARB + 利尿药;②CCB + ACEI 或 ARB;③CCB + β 受体阻滞剂;④CCB + 利尿药。最常用的三联用药为 CCB + ACEI 或 ARB + 利尿药。常见的抗高血压药分类及代表药物如表 8 - 2 所示。

表 8 - 2　常见的抗高血压药分类及代表药物

序号	分　类	代　表　药　物
1	血管紧张素转换酶抑制药(ACEI)	卡托普利、依那普利、培哚普利
2	血管紧张素Ⅱ受体阻断药(ARB)	氯沙坦钾、缬沙坦、厄贝沙坦
3	钙通道阻滞药(CCB)	硝苯地平、氨氯地平、非洛地平
4	β受体阻滞药	普萘洛尔、美托洛尔、阿替洛尔
5	利尿药	氢氯噻嗪、吲达帕胺

4. 强调个体化

由于抗高血压药个体差异较大,应根据患者具体情况、药物有效性和耐受性为每一位患者选择适合的降压药物。如不同患者选择同一药物所用药量可以不同,同一患者在不同病程所用药量也可以不同。

对于 3 级高血压患者,应立即开始降压药物治疗;对于 2 级高血压患者,应考虑开始药物治疗;对于 1 级高血压患者,在生活方式干预数周后,血压仍≥140/90 mmHg 时,再开始降压药物治疗。降压治疗应缓慢、平稳进行,一般 4～12 周降至目标血压。血压下降过快、过低,易发生缺血性心脑血管事件,甚至发生脑梗死等严重后果,尤其是老年人。大多数患者需要一种以上的降压药物来控制血压;一般来说,增加药物剂量或添加新药物应间隔 2～3 周,可根据具体情况由医生进行相应的调整。

（四）用药指导

1. 根据合并的其他疾病合理选药

(1) 高血压伴脑卒中后。ACEI、ARB、CCB、β 受药阻滞药、利尿药均能通过降压而发挥预防脑卒中的作用。利尿药的效果可能更好。

（2）合并稳定型心绞痛。可选用β受体阻滞药，此类药物既可降低血压，又可以治疗稳定型心绞痛。若患者有β受体阻滞药使用的禁忌证，则可以选用 CCB 的长效制剂。

（3）合并心力衰竭。在应用利尿药消除体内过多滞留的液体后，β受体阻滞药加 ACEI 或 ARB 可发挥协同作用。

（4）合并慢性肾脏疾病。ACEI 或 ARB 既有降压，又有降低尿蛋白的作用。如血压不能达标，可加用长效 CCB 和利尿药。

（5）合并糖尿病。首先考虑使用 ACEI 或 ARB，对肾有保护作用，且有改善糖类、脂质代谢的作用。亦可应用利尿药、β受体阻滞药、CCB。糖尿病合并高尿酸血症或痛风的患者，慎用利尿药；反复低血糖发作的，慎用β受体阻滞药，以免掩盖低血糖症状。

2. 根据不良反应合理选药

高血压患者用药后出现相应的不良反应且不能耐受时，应及时就医，并调整用药方案。在没有医师建议的情况下，不能随意服用药物、停用药物、改变药物剂量。常见的抗高血压药的不良反应如表 8-3 所示。

表 8-3　常见的抗高血压药的不良反应

序号	分　类	常见不良反应
1	血管紧张素转换酶抑制药（ACEI）	咳嗽、血钾升高、血管神经性水肿
2	血管紧张素Ⅱ受体阻断药（ARB）	血钾升高
3	钙通道阻滞药（CCB）	二氢吡啶类 CCB：踝部水肿、头痛、面部潮红
4	β受体阻断药	支气管痉挛、心功能抑制
5	利尿药	噻嗪类利尿药：血钾降低、血钠降低、血尿酸升高

3. 根据类型合理选用

对杓型高血压，提倡晨起服用长效降压药，如每日 1 次的长效制剂，在上午 7 时服用 1 次；每日 2 次的中效制剂，在上午 7 时和下午 3～4 时各服用 1 次。对非杓型高血压，提倡在晚间睡前服用长效降压药。

4. 注意抗高血压药的禁忌证

在进行用药指导的过程中，要留意高血压患者的疾病史，对处于妊娠期的女性的用药更要谨慎。常见的抗高血压药的禁忌证如表 8-4 所示。

表 8-4　常见的抗高血压药的禁忌证

序号	分　类	禁　忌　证
1	血管紧张素转换酶抑制药（ACEI）	妊娠、高血钾、双侧肾动脉狭窄
2	血管紧张素Ⅱ受体阻断药（ARB）	妊娠、高血钾、双侧肾动脉狭窄
3	钙通道阻滞药（CCB）	二氢吡啶类 CCB：快速型心律失常、心力衰竭
4	β受体阻滞药	房室传导阻滞、哮喘、慢性阻塞性肺疾病、周围血管病、糖耐量降低、运动员
5	利尿药	噻嗪类利尿药：妊娠、痛风

（五）健康提示

高血压患者的非药物治疗和患者的自我管理包括：倡导健康的生活方式，消除不利于身心健康的行为习惯，减少高血压以及心血管病的发病危险因素等。

（1）减少钠盐的摄入量。目标是每人每日食盐量逐步降至<6 g。具体措施有：①日常生活中食盐主要来源为腌制、卤制、泡制的食品以及烹饪用盐，应尽量少摄入上述食品；②建议在烹调时尽可能用量具（如盐勺）称量加用的食盐；③用替代产品，如代用盐、食醋等。

（2）体育运动。目标是中等强度运动量，每周 3～5 次，每次持续 30 min 左右。具体措施：①运动的形式可以根据自己的爱好灵活选择，步行、快走、慢跑、游泳、太极拳等均可；②应注意量力而行，循序渐进，运动的强度可通过心率来反映，可参考脉率公式；③目标对象为没有严重心血管疾病的患者。

（3）合理膳食。目标是营养均衡，具体措施：①食用油，包括植物油每人每天<25 g；②少吃或不吃肥肉和动物内脏；③其他动物性食品不应超过每天 50～100 g；④多吃蔬菜，每天 400～500 g，水果每天 100 g；⑤每人每周可吃 5 个蛋；⑥适量豆制品或鱼类、奶类，每日 250 g。

（4）控制体重。目标是 BMI<24，腰围：男性<90 cm，女性<85 cm。体质指数（BMI）＝体重（kg）/身高（m²）。具体措施：①减少总的食物摄入量；②增加足够的活动量；③肥胖者若非药物治疗效果不理想，可考虑辅助用减肥药物。

（5）戒烟。目标是彻底戒烟，避免被动吸烟。具体措施：①宣传吸烟危害与戒烟的益处；②为有意戒烟者提供戒烟帮助。一般推荐采用突然戒烟法，在戒烟日完全戒烟；③戒烟咨询与戒烟药物结合；④公共场所禁烟，避免被动吸烟。

（6）限制饮酒。目标是每天白酒<50 ml 或葡萄酒<100 ml 或啤酒<300 ml。具体措施：①宣传过量饮酒的危害，过量饮酒易患高血压；②高血压患者不提倡饮酒；③酗酒者逐渐减量，酒瘾严重者可借助药物戒酒。

三、血压计的使用方法

常用的血压计分为水银血压计和电子血压计，电子血压计又分为上臂式电子血压计和腕式电子血压计。对于老年人或患有糖尿病、高脂血症、心脑血管疾病的高血压患者，推荐使用上臂式电子血压计，中青年人可以使用腕式电子血压计。

1. 水银血压计的使用方法

（1）测量前准备。受试者至少在坐位安静休息 5 分钟，30 分钟内禁止吸烟、饮咖啡、喝浓茶，并应将尿排空。打开水银槽开关，驱尽袖带内的空气。

（2）测量姿势指导。受试者取坐位，最好坐靠背椅，裸露上臂，上臂与心脏处在同一水平。手臂伸直平放，掌心向上，双脚自然平放，双腿勿交叉。

（3）缚袖带放探头。袖带缚于上臂，松紧适当，袖带下缘应在肘弯上 2～3 cm。头戴听诊器，将听诊器探头放在袖带下缘肘窝偏内侧肱动脉搏动处，轻轻加压并固定，不宜随意塞于袖带下。

（4）充气放气。关气门螺旋帽，捏球使袖带快速充气，待肱动脉搏动消失后，再升高 30 mmHg；通过旋松气门以恒定的速率（2～6 mmHg/s）缓慢放气。在放气过程中，不能中途充气。

（5）听音记数。在放气过程中仔细听取肱动脉搏动声的第一响与最后一响。第一响对应的汞柱凸面的刻度数值为收缩压,最后一响对应的汞柱凸面数值为舒张压。获取舒张压读数后,快速放气至零。

（6）记录。使用水银血压计测量血压读数时,末位数值为0、2、4、6、8,不能出现1、3、5、7、9,并应注意避免末尾数偏好。

（7）重复测量。应间隔2分钟再测量一次,取2次的平均值作为受试者的血压值。如果测量值与上一次相差5 mmHg以上,应该测第3次,取3次的平均值作为测量结果。

（8）告知结果。应该告知受试者测量的血压值,并判断血压值的情况。例如,"您的血压测量完毕。收缩压为108 mmHg,舒张压为78 mmHg,血压值属于正常范围,感谢您的配合。"

（9）整理收拾。测量后尽快取下袖带,排空余气,关闭气门,整理袖带,放入盒子内,并将血压计向右倾45°,使水银回流至水银槽内,关闭储银槽开关,关上血压计盒盖。

2. 上臂式电子血压计的使用方法

（1）测量前准备。受试者至少在坐位安静休息5分钟,30分钟内禁止吸烟、饮咖啡、喝浓茶,并应将尿排空。取出血压计袖带,驱尽袖带内的空气,检查电池是否安装、是否通电,将空气管与血压计连接。

（2）测量姿势指导。受试者取坐位,最好坐靠背椅,裸露上臂,上臂与心脏处在同一水平。手臂伸直平放,掌心向上,双脚自然平放,双腿勿交叉。

（3）缠绕袖带。以正确的方向将袖带缚于上臂,松紧以一指宽为宜,袖带下缘应在肘弯上2～3 cm,不可压迫、折叠、扭曲空气管。三角图标应位于中指延长线上。

（4）开始测量。摁下"开始"或"测量"键,充气测量直至数值出现,期间不要与受试者交谈,不可移动位置。建议间隔2分钟再重复测量一次,取平均值。

（5）告知结果。应该告知受试者测量的血压值,并判断血压值的情况。例如,"您的血压测量完毕。收缩压为108 mmHg,舒张压为78 mmHg,脉搏为每分钟78次,血压值属于正常的范围,感谢您的配合。"

（6）整理收拾。测量后尽快取下袖带,关闭电源,排空余气,整理袖带,断开空气管与血压计的连接,分别放入盒子内,关上血压计盒盖。

3. 腕式电子血压计的使用方法

（1）测量前准备。受试者至少在坐位安静休息5分钟,30分钟内禁止吸烟、饮咖啡、喝浓茶,并应将尿排空。取出血压计,检查电池是否安装、是否通电。

（2）测量姿势指导。受试者取坐位,最好坐靠背椅,裸露上臂,上臂与心脏处在同一水平。手臂伸直平放,掌心向上,双脚自然平放,双腿勿交叉。

（3）佩戴腕带。将腕带佩戴到手腕上,显示屏朝上。腕带位置应离手掌1～2 cm,将腕带侧端贴紧。将手肘放在桌子上,血压计与心脏高度保持一致,手心向上,身体放松,请勿握紧拳头。

（4）开始测量。摁下"开始"或"测量"键,测量直至数值出现,期间不要与受试者交谈,不可移动位置。建议间隔2分钟再重复测量一次,取平均值。

（5）告知结果。应该告知受试者测量的血压值,并判断血压值的情况。例如,"您的血压测量完毕。收缩压为108 mmHg,舒张压为78 mmHg,脉搏为每分钟78次,血压值属于正常的范围,感谢您的配合。"

（6）整理收拾。测量后尽快取下腕带，关闭电源，放入盒子内，关上血压计盒盖。

药店里的那些事儿

　　小雨在一家连锁药店工作多年之后，自己在家乡投资新开了一家药店，但现在面临着销售量提不起来的困境。小雨分析后发现，慢病管理是一大突破口。因为家乡的人脉资源丰富，要形成一个相对固定的客流才会持续地提升药店的销售量。于是，小雨将自己门店的一个角落腾出来，摆放15～20张凳子，邀请厂家的业务员定期进行免费的慢病宣教，比如高血压的危害、如何在家里自主测量血压、合理膳食、避免用药误区、提供健康生活指导等多场实用性强的专题慢病宣教活动。从此，宣教活动变成了小雨这家药店的亮点和特色，很多人慕名而来，会员的数量和销售业绩都增长迅速。小雨在此基础上，配合专业的慢病管理和促销活动，让药店的营业额又上了一个新台阶。

药店顾客服务

 任务实施

按照表8-5的流程,能正确完成一次针对高血压患者的慢病管理服务。

表8-5 高血压患者慢病管理流程与注意事项

序号	实施步骤	操作流程/话术举例	注意事项
1	接待顾客	1. "您好,请您坐下,先休息5分钟,稍后为您测量血压。" 2. "请问您的会员药历编号是多少?"	1. 请勿让顾客站着量血压。 2. 刚运动过的顾客静坐时间延长。 3. 请顾客静坐5分钟待血压平稳。 4. 若第一次加入慢病管理的会员,则根据药历的内容询问其基本信息,并填写完整。
2	测量血压	(以上臂式电子血压计为例) 1. "请您自然坐直,双腿自然打开,请勿翘脚;然后伸出右手,放在桌子上,掌心向上,自然放松。" 2. "现在我为您缠绕袖带,请您把上臂的衣服拉起来。" 3. "现在要测量了,请您保持安静,自然放松。"	1. 不能隔着很厚的衣服量,最好是血压计的袖带直接接触皮肤。 2. 双腿勿交叉。 3. 不可压迫、折叠、扭曲空气管。 4. 测量过程中,不可交谈。 5. 测量姿势指导:上臂与心脏齐平,掌心向上,双脚自然平放。 6. 缠绕袖带:以正确的方向将袖带缚于上臂,松紧以一指宽为宜,袖带下缘应在肘弯上2~3 cm。 7. 测量结束后及时取下袖带。
3	告知结果	1. "您的血压测量完毕。收缩压为××mmHg,舒张压为××mmHg,脉搏为每分钟××次,血压值属于正常的范围,感谢您的配合。" 2. "我为您取下袖带,谢谢您的配合。"	在药历中为顾客记录测量结果和测量时间,方便监测顾客的病情。
4	用药指导	1. "您的血压是正常范围,建议您注意休息,规律锻炼,以保持血压稳定。" 2. "相比上次测量,本次血压更加平稳,请您继续保持每天早上服药,每周都过来监测。"	1. 根据顾客的用药情况和血压控制情况进行评估后给予健康指导。 2. 给予顾客正确的用药指导及温馨提示。 3. 询问顾客用药坚持情况、饮食情况、运动情况、药物不良反应情况等,并做好记录。
5	整理收拾	"您请慢走。"	1. 不可随意乱放血压计。 2. 关闭电源,排空余气,整理袖带,断开空气管与血压计的连接,分别放入盒子内,关上血压计盒盖。

8-10

高血压的慢病管理

慢病管理日的早上,一位自称姓李的大爷走进药店,说自己头晕,无其他感冒发热等症状。药师听闻,随即先安排李大爷坐下休息。

药师:李大爷您好,请问您今年多大年纪?身高和体重是多少呢?我为您做个登记,以便更好地为您服务。

李大爷:我今年68了,身高165 cm,体重65 kg,年纪大了,走两层楼梯就气喘吁吁。

药师:那您平时锻炼多吗?有没有饮食规律呢?

李大爷:平时规律饮食,一日三餐,就是爱吃肥肉。一周锻炼3次左右。

药师:嗯,好的。那您一般是怎么锻炼的呢?平时有吸烟、喝酒的习惯吗?

李大爷:通常是吃完晚饭后散散步,每次半个小时左右。我从来不吸烟,就是偶尔会喝点小酒。

药师:大爷,您头晕的情况出现多久了?平时有没有量过血压?

李大爷:我有高血压10年咯,一直服用的是硝苯地平片,每个月都到你们店里买药的。以前量过血压,好像是150/80 mmHg。

药师:那您还有别的慢性病吗?是否有药物过敏史呢?

李大爷:这些都没有。

药店顾客服务

药师：好的大爷,根据您的描述,您的头晕症状可能是高血压引起的,您每天都有坚持服药吗?

李大爷：有时会忘记,这几天好像就没吃。

药师：大爷,高血压病是要坚持、按时服用降压药的,否则会因血压高而引起相关症状;还有建议您多吃清淡的食物,低盐饮食,少吃油腻的食物,这样对控制高血压会有很好的帮助。您坐着稍微休息一下,我先帮您量个血压。

李大爷：好的,谢谢你。

(药师给李大爷测量血压,并登记到慢病管理药历上)

药师：大爷,您的血压测量完毕。收缩压为 160 mmHg,舒张压为 88 mmHg,脉搏为每分钟 86 次。血压偏高了,请您回去赶紧把降压药吃了,并且每天早上都要记得吃。您是我们的会员,我已经给您建立了药历,到下个礼拜再过来测一下血压,都是免费的。

李大爷：好的,谢谢。

此后每隔 1~2 周,药店都会电话回访李大爷,提醒他定期到门店进行慢病管理,帮助李大爷平稳控制血压,从此李大爷成了药店的老顾客。

8-12

任务8 高血压的慢病管理

 任务评价

任务评价的具体内容与评分标准见表8-6。

表8-6 学习评价考核表

（班级：_____ 姓名：_____ 学号：_____）

序号	考核内容	配分	评分标准	自评	互评	考评	得分
1	接待顾客	10	1. 接待礼仪不规范,扣5分。 2. 未让顾客静坐至少5分钟,扣10分。 3. 未对应找出药历,扣5分。				
2	测量血压	30	1. 坐姿不正确,扣10分。 2. 掌心向下,扣10分。 3. 袖带方向错误,扣10分。 4. 袖带松紧度和位置不规范,扣10分。 5. 测量过程中与顾客交谈,扣10分。 6. 测量结束后未及时取下袖带,扣10分。				
3	告知结果	20	1. 未告知结果,扣20分。 2. 不会读数或读数错误,扣10分。 3. 不会判断血压值是否正常,扣10分。 4. 未记录测量结果,扣10分。				
4	用药指导	20	1. 未询问顾客用药史、饮食运动情况,扣10分。 2. 未进行用药指导,扣10分。 3. 用药指导不到位,扣5分。				
5	整理收拾	20	1. 未关闭电源并断开空气管与血压计的连接,扣10分。 2. 未整理放置好血压计,扣10分。				
			合计				

8-13

药店顾客服务

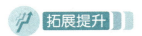

一、健康教育

(一) 健康教育的意义

目前,我国的恶性肿瘤、心脑血管疾病、代谢性疾病和精神疾病等各种慢病的发病率逐年增高,死亡率日益增高,成为我国人民健康的最主要威胁。传统的临床诊疗技术和预防医学手段对慢病的早期或康复期人群的防治作用有限,所以开展健康管理为慢病防治开辟了新的有效途径。

健康教育是通过对患者和重点人群进行有针对性的教育,让广大公众加强对健康知识的了解和掌握,提高公众对疾病的知晓率,增强自我保健意识,达到预防疾病,也就是"治未病"的目的。因此,健康教育是一项提高公众整体保健能力的重要手段,是防治慢病的有效策略。

(二) 健康教育的概念及目的

1. 健康教育的概念

健康教育是指通过有计划、有组织的社会教育活动,使人们自觉地采纳有益于健康的行为和生活方式,消除或减少影响健康的危险因素,预防疾病,促进健康,提高人们的生活质量,并对教育效果做出评价。

健康教育的核心是教育人们树立健康意识,促使人们改变不健康的行为生活方式,以减少或消除影响健康的危险因素。通过健康教育,能帮助人们了解哪些行为是影响健康的,并使人们自觉地选择有益于健康的行为生活方式。已有研究表明,在影响人类寿命的因素中,生活方式占60%,遗传因素占15%,社会因素占10%,医疗因素占8%,环境因素占7%。可见生活方式对于健康长寿起到了决定性作用,其作用远超过医疗。

2. 健康教育的目的

健康教育的目的在于增强人们的体质,提高和维护个人、群体的健康;预防非正常死亡、疾病和残疾的发生;增强自我保健能力,使人们破除迷信,摒弃陋习,养成良好的卫生习惯,倡导文明、健康、科学的生活方式;增强人们的健康理念,从而理解、支持、倡导健康政策及健康环境。

(三) 健康教育的内容

1. 合理膳食的健康教育

合理膳食是提供营养,满足人体生长、发育、各种生理和体力活动的需要,但膳食中的脂肪、高盐、高糖、低钾、低钙等是导致高脂血症、高血压、冠心病、糖尿病等疾病的重要原因。随着生活水平的不断提高,肥胖、高血压、冠心病、脑卒中等慢病发病率也在不断上升。因此,开展合理膳食的健康教育,为公众设计个性化的合理膳食结构,是预防和控制慢病的有效措施。

2. 生活方式的健康教育

吸烟、酗酒、过度营养、缺乏体力劳动、精神过度紧张等不良生活方式是引起许多慢病的危险因素。如吸烟、饮酒、精神长期过度紧张等,能直接或间接影响血压、血糖和血脂水平,可增加高血压、心脑血管病、糖尿病等发病概率。

3. 适量运动的健康教育

目前,由于生活方式和工作方式的改变,工作和生活中的体力活动不断减少,加之缺乏户外锻炼,使脂肪堆积、体重增加、血压升高、血糖升高等慢病产生并形成恶性循环。提倡体育锻炼,开展运动形式及锻炼方式的教育,促进慢病危险因素的行为干预,是增强人民体质,全面推动高血压、心脑血管疾病、糖尿病等慢病预防控制工作的重要举措。

4. 保持心理平衡的健康教育

精神和情绪紧张且应变能力差、心情孤僻和心理适应能力差等都是慢病发作的危险因素,也是导致慢病患者死亡的重要心理因素。加强精神因素的健康教育,让患者保持心理平衡,培养良好的适应和自控能力,是提高慢病患者生活质量、减少家庭及社会负担的有力保证。

5. 提高知晓率、定期体检的健康教育

目前,我国慢病管理工作还很薄弱,对慢病的宣传、随访力度不够,民众对慢病的知晓率不高、防范意识不强,健康体检率更低,从而错过了疾病的早期发现,延误了治疗。因此,应加强慢病的宣传,提高民众对慢病的认识,特别是将对慢病的知晓率放在健康教育的首位;促进民众自觉地进行定期健康体检,做到早发现、早诊断、早治疗。

二、高血压的药学服务要点

1. 安全性

由于高血压患者需要长期服用降压药,在服药过程中,患者可能会出现药品的不良反应。因此,在进行药学服务的过程中,应及时准确地告知患者所服药物可能出现的常见不良反应,以及出现了不良反应的处理方法。

目前常用降压药物的不良反应及对应的处理方法如下。

(1) 面红头痛:钙通道阻滞药(CCB)由于扩张血管作用,常常会引起面部潮红和头痛的不良反应,有些患者服用这种药物一段时间后,症状会减轻或消失,而有些症状严重的患者则须停药。

(2) 踝部水肿:钙通道阻滞药(CCB)也容易引起脚踝水肿,通常卧床休息后会消失,或可联合小剂量的利尿药消肿。

(3) 干咳:服用卡托普利等 ACEI 类药物,有的患者可能会出现咽痒干咳,有些症状轻微的会随着用药时间的延长而消失,但有些患者无法耐受则须停药,或改用 ARB 类药物。

(4) 心率缓慢:有些患者服用 β 受体阻滞药后可能会出现心率缓慢,此时不能突然停药,因为停药后会出现心率明显增快的"反跳"现象,患者会出现心慌症状。如果既往有冠心病,停药后会加重病情,因此要缓慢、逐渐减少药物的剂量而逐渐停药。

(5) 低血钾:服用噻嗪类利尿药患者易出现血钾排泄过多,随着剂量的增大,低钾加重,患者会出现乏力、腹胀、心慌等症状,因此应从小剂量开始,如氢氯噻嗪每天 6.25~12.5 mg,不超过 25 mg,必要时可适当补充钾剂,还可多进食香蕉、柑橘、绿叶蔬菜等含钾较丰富的食物。

(6) 直立性低血压:服用哌唑嗪等 α 受体阻滞药时易出现直立性低血压,尤其在老年高血压患者中,表现为突然站立会出现头昏或晕厥症状,提醒患者在服药时应格外小心,一旦发生应立即平卧。一般建议首剂服用减半,且在临睡前服用后卧床。

服用降压药物的过程当中,除了出现上述常见的不良反应之外,有些降压药还会出现口干、便秘、性功能减退、皮疹等症状,有些降压药还会引起体内糖、血脂代谢紊乱,这些不良反应没有明显的症状,要靠实验室检查才能发现。因此,有必要定期去医院做相关的生化检查。高血压患者平时应坚持服药治疗,发现服药后有任何不良反应应及时与医生或药师沟通,分析原因,以便医生或药师帮忙选择适合的抗高血压药物。

2. 有效性

(1) 非药物治疗(生活方式干预)的重要性。改变不健康的生活方式和服用降压药物都是治疗高血压的主要方法,两者缺一不可。其中改变不健康的生活方式是治疗高血压的基础。原发性高血压是一种"生活方式疾病",很多日常行为习惯是引起高血压发生的危险因素。在我国,高血压发生的主要危险因素包括高盐低钾饮食、超重/肥胖、吸烟、过量饮酒、长期精神紧张、缺少体育锻炼等危险因素。通过生活方式干预,去除不利于身体和心理健康的行为和习惯,不仅可以预防或延迟高血压的发生,还可以降低血压,提高降压药物的疗效,从而降低发生心血管并发症的风险。因此,应对高血压患者进行健康教育,倡导积极健康的生活方式,如科学合理饮食、多吃新鲜水果蔬菜、减少钠盐摄入、控制体重、戒烟、限制饮酒、增加体育运动、减轻精神压力、保持心理平衡等。

(2) 合理选用降压药是血压达标的关键。①CCB对老年患者降压疗效较好,且预防脑卒中的效果较好,可用于合并糖尿病、冠心病或外周血管病的患者。②ACEI和ARB类药物可以降低有心肌梗死病史患者的死亡率,有益于降低慢性心力衰竭死亡率及病死率,减少蛋白尿、延缓肾脏疾病进展,对糖脂代谢无不良影响,尤其适用于伴慢性心力衰竭、心肌梗死后伴心功能不全、预防心房颤动、慢性肾病、代谢综合征的患者。③对高血压合并有心绞痛、心肌梗死后、快速性心律失常等可选择β受体阻滞剂。④α受体阻滞剂不作为一般高血压患者的首选药,适用于高血压伴前列腺增生患者,也用于难治性高血压患者的治疗。

(3) 确定最佳的用药时间。药师还应根据患者血压的变化规律,帮助患者选择合适的药品及合理的服药时间,从而达到有效控制血压的目的。高血压患者可通过自测血压,或借助24小时动态血压监测仪进行监测,了解自己血压的波动规律,确定最佳服药时间。一般应在血压高峰之前1～2小时服药,当药物的血药浓度达最高值时,恰是血压高峰时,此时降压最有效。

一般情况下,人的血压变化存在昼夜节律性,上午6～8时和下午4～6时出现两个高峰,而后缓慢下降,夜间入睡时血压水平最低(血压下降10%～20%),血压波动曲线呈"双峰一谷"长柄杓形周期性变化。若夜间血压下降幅度小于日间的10%,称为"非杓型血压";夜间血压下降幅度过大(超过20%)的,称为"深杓型血压";夜间血压高于白天血压,称为"反杓型血压"。大部分患者属于杓型高血压,此类患者最好在清晨起床后服用降压药。若使用长效降压药,应在清晨7时左右服药,这样既可控制上午升高的血压,预防心脑血管事件的发生,又不至于引起夜间血压过低。若服用中短效降压药,要注意最后一次服药时间不能太迟,应在下午4～6时左右服药。非杓型高血压患者服药时间应根据患者的具体情况而定,宜在睡前服药或夜间给药,可使血压晨峰现象缓解,夜间血压下降率明显增加,异常血压昼夜节律明显改善甚至恢复正常,有利于心、脑、肾等器官的保护。反杓型高血压应选择长效降压药物。深杓型高血压患者应尽量避免晚上服用降压药。

（4）合理指导用药。服用非洛地平缓释片、硝苯地平控释片等缓释制剂应整片吞服,不能掰开或嚼碎,因缓控释制剂的每片剂量是常释制剂的 1.5～3 倍。若掰开或嚼碎,大量药物成分顷刻释放,毒副作用增加,可能会造成突然低血压,甚至危及生命;服用硝苯地平时应避免食用葡萄柚/葡萄柚汁,因葡萄柚汁可抑制细胞色素 P450 酶,如与硝苯地平合用,由于首过效应降低或清除率降低,可使硝苯地平的血药浓度升高并延长硝苯地平的作用时间,从而增强降压的作用。在服用某些 ACEI 类制剂时,如卡托普利、培哚普利等,需要空腹服用,避免食物影响其吸收,以提高生物利用度。

3. 依从性

依从性是指患者求医后其行为与临床医嘱的符合程度,包括按时、按剂量、按频率服用药物和遵守药物的使用疗程,定期门诊复查等。而依从性差表现为不按时服药、增减药物剂量、改变服药频率、自主停药、漏服药物、未及时就诊等。

持续的血压升高会造成心、脑、肾、全身血管的损害,轻则致残,重则可引起脑卒中、心肌梗死、心力衰竭、主动脉夹层瘤等危及生命的并发症。坚持服用降压药,可控制或延缓高血压的疾病进程,降低心脑血管事件的发生率。因此"降压是硬道理",早降压早获益,长期降压长期获益,降压达标会产生最大获益效果,应按照医生的医嘱坚持长期服药,平稳降压。

对于老年高血压患者,常合并有其他疾病,需要同时服用好几种药物,可尽量选择长效降压药,一天只须服用一次,减少服药次数,提高患者的服药依从性。切不可凭着感觉降压,随意增减药物的剂量或停药,比如有的患者头晕时吃药,头不晕时就停药,这样血压反复波动,更容易加重脏器的损害。患者切忌听信广告,频繁更换降压药,或用保健品代替降压药。研究表明,不遵医嘱服药是高血压患者血压控制不佳的首要因素,有些患者由于服药依从性差导致了高血压急症的发生。

应鼓励患者进行自我血压监测管理,指导患者正确使用血压计并记录血压值。家庭血压监测便于患者及时准确地了解血压情况,从而了解病情,提高降压治疗依从性,提升降压治疗质量及达标率,减少患者就诊次数。同时实时血压监测,有助于预测心血管疾病风险。对于老年高血压患者,可鼓励患者家属参与到血压管理中来,以提高患者治疗的依从性。如果采用上臂式血压计,测量血压的一般条件和在诊室测量血压时大致相似。建议每日早、晚各测量 2～3 次,每次间隔 2 分钟,取平均值。

4. 经济性

高血压患者往往需要接受终身治疗,在严重影响患者健康状况和生活质量的同时,也给患者及其家庭带来了沉重的经济负担。因此,药店工作人员应和医生一起为患者选择适合的降压药物,要尽量避免使用昂贵的药物,减轻患者的经济负担。但也不是选择越便宜的药越好,因为药物的费用仅是高血压治疗成本的部分,治疗成本中还包括不良反应的处理及费用,应降低高危人群的并发症及随访与监测费用。因此,应根据患者的具体情况,优先选择价格较便宜,能有效控制血压、保护靶器官并能改善预后的降压药物。

自测巩固

1. 下列属于慢病的是(　　)。
   A. 急性肠胃炎　　B. 肺炎　　　　　C. 咽喉炎　　　　D. 高血压　　　　E. 脚气

2. 下列不属于个人慢病需收集信息的是(　　)。
   A. 个人收入　　　B. 血压情况　　　C. 血糖情况　　　D. 用药信息　　　E. 睡眠情况

3. 高血压的诊断指标为(　　)。
   A. 收缩压≥90 mmHg 或舒张压≥140 mmHg
   B. 收缩压≥140 mmHg 或舒张压≥90 mmHg
   C. 收缩压≥90 mmHg 且舒张压≥140 mmHg
   D. 收缩压≤140 mmHg 或舒张压≤90 mmHg
   E. 收缩压≤140 mmHg 或舒张压≥90 mmHg

4. 轻度高血压即 1 级高血压的收缩压血压范围是(　　)。
   A. 140～159 mmHg　　　　B. 160～179 mmHg　　　　C. ≥180 mmHg
   D. 120～139 mmHg　　　　E. 90～120 mmHg

5. 下列不属于我国临床主要推荐应用的优化联合治疗方案的是(　　)。
   A. ACEI + 利尿药　　　　B. ARB + 利尿药　　　　C. CCB + ACEI
   D. CCB + ARB　　　　　 E. ACEI + ARB

6. 属于血管紧张素受体Ⅱ阻断药(ARB)的是(　　)。
   A. 硝苯地平　　　　　　B. 美托洛尔　　　　　　C. 吲达帕胺
   D. 缬沙坦　　　　　　　E. 依那普利

7. 咳嗽是哪类降压药的常见不良反应?(　　)
   A. ARB　　　　　　　　B. CCB　　　　　　　　C. ACEI
   D. β受体阻断药　　　　 E. 利尿药

8. 腕式电子血压计更加适合于哪种类型的高血压患者?(　　)
   A. 老年人　　　　　　　B. 中青年人　　　　　　C. 患有糖尿病
   D. 患有高脂血症　　　　E. 患有心脑血管疾病

9. 下列不属于上臂式电子血压计使用步骤的是(　　)。
   A. 缠绕袖带　　　　　　B. 测量姿势指导　　　　C. 告知结果
   D. 整理收拾　　　　　　E. 听音记数

(陈　诚　杨　梪)

任务9　糖尿病的慢病管理

任务情境

　　某日早上,店里刚开门,一位顾客便在门外等候测血糖,顾客自述有糖尿病史,昨晚吃了一个粽子和苹果,怕血糖升高,趁还没吃早餐就想来测一下空腹血糖。营业员一听立即请顾客坐下为其测量血糖,测量结果空腹血糖值为 16 mmol/L,营业员随即为该顾客记录信息,在询问饮食习惯的时候了解到顾客喜欢吃糯米和水果,常常控制不住自己"偷"吃,因此血糖一直控制不好。

　　此后我们将该顾客列为慢病管理的重点对象,每周进行一次电话回访,进行病情询问及用药指导,反复强调要控制饮食并坚持用药。

　　1个月后顾客的降糖药吃完了,来到店里购买,营业员再次为顾客测量血糖,结果比上次好。因此顾客感激地说:"多亏了你们经常打电话监督我。"后来这位顾客便成了我们的老顾客。

　　请思考:正常的血糖值范围是多少?

任务布置

能正确完成糖尿病患者的血糖测量及用药指导。

任务分析

一、糖尿病的慢病管理

(一)疾病概述

　　糖尿病是一种常见内分泌代谢疾病,长时间患病可引起多系统的损害,如导致眼、肾、神经、心脏、血管等组织的慢性进行性病变,具有较高的致残和致死率。随着生活水平的提高和老龄化进程的加速,糖尿病的患病率呈快速上升趋势,成为继心脑血管疾病和肿瘤之后,严重危害人民健康的一种慢性非传染性疾病。

(二)病因及临床表现

　　糖尿病是由于胰岛素分泌和(或)胰岛素作用缺陷造成糖、蛋白质和脂肪代谢障碍所致的一种疾病,严重者可影响水、电解质、酸碱平衡。

糖尿病可分为1型糖尿病和2型糖尿病两种类型。

1型糖尿病(胰岛素依赖型)是由于自身免疫机制紊乱导致胰岛β细胞破坏,引起胰岛素分泌量绝对缺乏所致的一种疾病;2型糖尿病(非胰岛素依赖型)是由于胰岛β细胞功能低下,引起胰岛素分泌量相对缺乏或胰岛素抵抗所致的一种疾病,约占糖尿病总数的90%。

糖尿病临床表现为多尿、多饮、多食、消瘦的"三多一少",以及乏力、四肢酸痛、皮肤瘙痒、性欲减退等多种并发症状。相当一部分患者发病呈缓慢性、非典型性,并无明显的"三多一少"症状,仅在体检或因各种并发症、伴发症就诊时而查出。糖尿病的并发症分两类:急性并发症有糖尿病酮症酸中毒、高渗性非酮症糖尿病昏迷和感染;慢性并发症有大血管病变、微血管病变、神经病变、皮肤瘙痒、眼部病变和糖尿病足。目前国际通用的诊断标准和分类是WHO(1999年)标准,根据此标准,正常人的血糖值为空腹小于6.1 mmol/L,糖负荷后2小时为小于7.8 mmol/L。若空腹血糖6.1~7.0 mmol/L或糖负荷后2小时为7.8~11.0 mmol/L,则为糖尿病前期。糖尿病的诊断标准如表9-1所示。

表9-1 糖尿病的诊断标准

序号	诊 断 标 准	静脉血浆葡萄糖水平(mmol/L)
1	具有典型糖尿病症状(烦渴多饮、多尿、多食、不明原因的体重下降)且随机静脉血浆葡萄糖	≥11.1
2	空腹静脉血浆葡萄糖	≥7.0
3	口服葡萄糖耐量试验(OGTT)2小时静脉血浆葡萄糖	≥11.1

注:空腹状态是指至少8小时没有进食热量;随机血糖是指不考虑上次用餐时间,一天中任意时间的血糖,不能用来诊断空腹血糖异常或糖耐量异常;无典型糖尿病症状,须改日复查空腹静脉血浆葡萄糖或葡萄糖负荷后2小时血浆葡萄糖以确认。

(三) 治疗原则

糖尿病的治疗目的在于:降低血糖,纠正各种症状,使血糖、血脂维持在较理想的水平;防止和延缓并发症的发生和发展,尽量减轻并发症所引起的失明、慢性肾衰竭、肢体残疾等严重危害,使患者保持充沛的精力和体力,提高患者生活质量。

1. 1型糖尿病的治疗

1型糖尿病患者,可选胰岛素注射给药,由小剂量开始使用,根据需要逐步调整至适量;或与α葡萄糖苷酶抑制剂、双胍类降糖药联合使用。

2. 2型糖尿病的治疗

确诊为2型糖尿病的患者首先要控制饮食,纠正肥胖,增强体育运动,进行血糖监测。在此基础上,如未能改善者,再考虑使用药物治疗。如空腹血糖接近正常、仅餐后血糖明显升高者,可考虑服用阿卡波糖;以餐后血糖升高为主、伴餐前血糖轻度升高者,首选胰岛素增敏剂;2型肥胖型糖尿病患者,首选二甲双胍;儿童糖尿病患者,宜选用二甲双胍。2型糖尿病使用口服降血糖药,开始先试用一种,调节适宜剂量,在效果不理想时再考虑联合用药。应用口服降血糖药效果不佳或无效者,应及时使用胰岛素治疗。常见的口服降糖药分类及代表药物如表9-2所示。

表 9-2　常见的口服降糖药分类及代表药物

序号	分　类	代　表　药　物
1	磺酰脲类	格列本脲、格列齐特
2	双胍类	二甲双胍
3	α葡萄糖苷酶抑制剂	阿卡波糖、伏格列波糖
4	胰岛素增敏剂	罗格列酮、吡格列酮
5	餐时血糖调节剂	瑞格列奈

(四) 用药指导

1. 注意药物不良反应

(1) 低血糖反应。是指用药后出现头晕、乏力、出冷汗、饥饿等症状，须立即进食糖块、巧克力、甜点和糖水缓解；严重者立即静脉注射50％葡萄糖。为预防低血糖的发生，降糖药应从小剂量开始，逐渐增加剂量。患者应定时定量进餐，如进餐量减少，应相应地减少降糖药物的剂量；有可能误餐时应提前做好准备。

(2) 皮下脂肪萎缩。自行注射胰岛素的患者应注意更换注射部位，以确保胰岛素稳定吸收，同时防止皮下脂肪萎缩的发生。

(3) 胰岛素抵抗。长期应用胰岛素的患者，可采用更换胰岛素制剂和选用新型胰岛素制剂等措施，避免发生胰岛素抵抗。

2. 合理选用药物

(1) 肝肾功能不良、慢性心功能不全、酮体阳性者，禁用磺酰脲类、双胍类降糖药。

(2) 老年患者对低血糖耐受能力差，故不宜选用长效、强力降糖药，而应选择服用方便、降糖效果温和的降糖药。

3. 用药注意事项

(1) 食物对口服降糖药的吸收、生物利用度和药效都有不同程度的影响。因此，应注意服用降糖药的时间。

(2) 服用磺酰脲类降糖药、二甲双胍期间禁止饮酒。

(3) 用药期间应定期检查尿糖、血糖、肾功能、眼底视网膜血管、血压及心电图等。

4. 药物相互作用

磺酰脲类降糖药有较高的血浆蛋白结合率，可与其他药物（水杨酸类、双香豆素类、吲哚美辛等）竞争血浆蛋白，使游离型药物浓度上升而引起低血糖反应；相反，其与氯丙嗪、苯巴比妥、糖皮质激素、噻嗪类利尿药、口服避孕药等合用时，降血糖作用减弱。

5. 胰岛素的贮藏方式

(1) 未开封使用的胰岛素，应在冰箱的冷藏室内（温度在2～8℃）贮藏。

(2) 已开启的胰岛素，贮藏时间不要超过30天，可放在阴凉通风处贮藏。若放在温度2～8℃的环境内贮藏，在注射前应先放在室温内让胰岛素复温。

(五) 健康提示

糖尿病治疗应坚持"五驾马车"：饮食治疗、运动治疗、药物治疗、血糖监测和糖尿病教育。

1. 饮食治疗

合理控制总热量和食物成分比例,降低过高的血糖以改善症状。

2. 运动治疗

适量运动可提高肌肉利用葡萄糖的能力,改善葡萄糖的代谢。

3. 药物治疗

选用合理的药物进行治疗。

4. 监测血糖

自我监测血糖,经常观察和记录血糖水平,有利于糖尿病的治疗和管理。

5. 糖尿病教育

接受糖尿病教育可更好地治疗糖尿病和改善健康,有助于减少和延缓糖尿病慢性并发症的发生和发展。

药德思政:平凡奉献

一提到"白衣卫士",人们心里立刻就会想到"性命所系,生死相托"的医生。一说"白衣天使",大家脑海里马上就会浮现"燃烧自己,照亮别人"的护士。而药师却没有给人留下太多太深刻的印象,大多数人都认为药师只是一个按处方发药的职业,只是一个小小的技术工作人员罢了!其实,药师在救死扶伤的环节中,扮演着重要而且可能不为人知的角色,他们不张扬,默默无闻,在点点滴滴的琐碎中,体会的是平凡,体现的是奉献。

作为一名药师,每天重复着同样模式的话语,药品的使用方法,用药的注意事项,药品的保存方法,"四查十对"着每一张处方。作为一个药师,知道自己万分之一的差错,对于患者就是百分之百的事故。作为一名药师,一定要有一丝不苟的工作态度,为患者在整个诊疗过程中把好最后一关。行胜于言,虽然没有感天动地的豪言壮语,但我们却立足平凡的岗位,用自己无言的行动,展现着药师的风采。

二、电子血糖仪的使用方法

(1)准备工作:检查血糖仪、试纸、采血针、棉签、75%酒精等用物是否备齐,开机检查血糖仪的性能,检查血糖试纸的有效期,核对试纸代码与血糖仪的显示代码是否一致。使用者清洁双手、洗手擦干。

(2)酒精消毒。选定采血手指,建议首选无名指,痛感较小。用75%的酒精消毒手指指腹,待干。

(3)插入试纸。将试纸带电极的一端插入血糖仪的插槽,开机待用。

(4)采血测试。拧下采血针保护帽,一只手的拇指和食指夹住采血的指尖两侧,另一只手持采血针压紧指尖皮肤,待血液流出后,用棉签拭去第一滴血液后将流出的血液滴入试纸测试区。

(5)显示结果。用干棉签按住针眼止血,读取血糖值。

（6）整理收拾。测量后将使用过的试纸置于垃圾桶,关闭血糖仪电源,放入收纳包。整理桌面。

药店里的那些事儿

　　一向待人热情的菲菲,耐心地为一名糖尿病患者推荐药品,顾客很满意她的服务。此时,顾客提出想测量一下血糖,菲菲以今天不是会员日不能免费测量血糖为由,直接拒绝了顾客的请求。顾客脸色一变,露出不悦,直接离开了药店。

药店顾客服务

 任务实施

按照表9-3的流程能正确完成糖尿病患者的血糖测量及用药指导。

表9-3 血糖检测流程与注意事项

序号	实施步骤	操作流程/话术举例	注意事项
1	准备工作	"您好,请您坐下,休息片刻,稍后为您测量血糖。"	1. 检查血糖仪、试纸、采血针、棉签、75%酒精等用物是否备齐。 2. 开机检查血糖仪的性能。 3. 检查血糖试纸的有效期,并核对代码。 4. 使用者清洁双手、洗手擦干。
2	测量血糖	1. "现在我为您测量血糖,请您伸出手指。" 2. "等下针刺指腹会有轻微疼痛,请您放松。" 3. "好了,请用棉签压一下止血。"	1. 用酒精消毒采血的手指指腹,消毒的手指要让酒精挥发干了以后才能进行采血,否则会影响血糖浓度。 2. 插入试纸。 3. 使用采血针轻扎手指至见血。 4. 待血液流出后,用棉签拭去第一滴血液后将流出的血液滴入试纸测试区。 5. 用干棉签按住针眼止血。
3	告知结果	"您的餐前血糖是××mmol/L,属于正常范围。"	1. 注意询问顾客是测量餐前血糖还是餐后血糖。 2. 告知顾客测量结果,并判断血糖是否正常。 3. 在药历中记录顾客的测量结果。
4	询问用药情况	询问顾客患病至今的用药情况及疗效。	询问并登记顾客提供的信息,用于评估顾客病情控制效果。
5	用药指导	"您的血糖是正常范围,建议您规律饮食、锻炼,以保持血糖稳定。"	根据顾客的情况给予用药指导,纠正生活中一些错误的习惯。
6	整理收拾	测量后将使用过的试纸置于垃圾桶,关闭血糖仪电源,放入收纳包。整理桌面。	使用过的试纸和采血针要妥善处理,不可遗留在公共区域。

任务9　糖尿病的慢病管理

实战演练

糖尿病的慢病管理

药师　阿姨,您好!请问有什么可以帮您的?

我想买点碘伏,小瓶的。　顾客

药师　好。请问是您自己用吗?

是的,1个月前,我剪脚指甲时不小心剪破了皮肤,好像感染了,一直都不好。　顾客

药师　您最近喝水多吗?

多。尿也多,吃饭也多,就是不长肉。　顾客

药师　阿姨,您血糖高吗?

我患糖尿病好多年了。　顾客

药师　那您每天都有按时服药吗?吃什么药呢?

我吃二甲双胍,有时候会忘记吃,今天就没吃药。　顾客

药师　阿姨,要不我给您测一下血糖?

好啊,好久没测过了。　顾客

药师　麻烦您坐在这,我准备一下。

(测量血糖)

药师　阿姨,您的血糖值为 19 mmol/L,超过正常值了,可能与您服药不规律有关系。建议您坚持每天服药,二甲双胍一般是随晚餐一同服用。您可在每周慢病管理日空腹到我们店里测一下血糖,每隔3个月到医院测定糖化血红蛋白值,这样有利于监测您的血糖情况。

9-7

顾客：好的,血糖这么高了,我要注意一下了。

药师：阿姨,糖尿病的治疗还要配合生活方式的调整,比如饮食不过量,适当运动,控制体重,戒烟限酒,控制盐的摄入等。您如果有不明白的地方,随时可以通过企业微信问我。

顾客：好的,你们药店的服务很贴心,谢谢了。

药师：这是我们应该做的,请慢走。

 实战演练

降糖药的用药指导

营业员：您好,请问您要买什么药?

顾客：我要买点降糖药。

营业员：嗯,您有医生开具的处方吗?

顾客：有,这是医生给我开具的处方。

营业员：医生给你开的药是格列本脲,我们药店有这种药,您之前服用过这种药吗?

顾客：没有。

营业员：那您得注意一下相关事项。格列本脲这种药主要的不良反应是低血糖反应和胃肠道反应。服药后如出现低血糖反应,要及时坐下,并适当补充葡萄糖水、糖块、巧克力或者甜点;如出现严重的恶心呕吐等胃肠道反应,应及时就医。服药时间是三餐前服用,一日3次,每次2片。您清楚了吗?

顾客：好的。

任务9 糖尿病的慢病管理

营业员　降糖药要坚持服用,不能自行停药,期间要定时监测血糖。还有,饮食上也需要注意一下。

　　　　就是不要吃糖,是吧?　顾客

营业员　不仅如此,糖尿病患者要按时进食,严格控制总热量,可适当增加小白菜、菠菜等蔬菜的摄入,其次要戒烟限酒,低盐饮食,具体来说每天食盐不要超过6g(1小勺)。

　　　　哦,还有这么多要求啊,学习了,我会努力遵守的,我这就去结账,谢谢你的耐心讲解。　顾客

营业员　好的,不客气,请慢走。

药店顾客服务

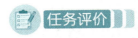

任务评价的具体内容与评分标准见表9-4。

表9-4 学习评价考核表

(班级:_____ 姓名:_____ 学号:_____)

序号	考核内容	配分	评分标准	自评	互评	考评	得分
1	准备工作	10	1. 未备齐用物,少1种扣5分。 2. 未开机检查仪器和试纸,扣5分。 3. 未清洁双手,扣5分。				
2	测量血糖	40	1. 未能成功采血,扣20分。 2. 操作不规范,扣10分。 3. 未能及时止血,扣10分。				
3	记录结果	10	1. 未询问顾客餐前还是餐后血糖,扣10分。 2. 未能如实告知和记录结果,扣10分。 3. 不会判断血糖正常与否,扣5分。				
4	询问用药情况	10	未询问用药情况,扣10分。				
5	用药指导	20	1. 未能根据不同的药物有针对性地进行用药指导,扣10分。 2. 未能进行健康宣教,扣10分。				
6	整理收拾	10	未能妥善处理试纸、采血针等,扣10分。				
			合计				

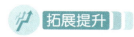

糖尿病的药学服务要点

糖尿病的治疗目标是使血糖达到或接近正常水平,纠正代谢紊乱,减轻症状,防治或延缓并发症,降低死亡率。因此需要使患者血糖控制平稳,并使血压、血脂等得到达标控制,即实现综合控制目标。

一、安全性

保障糖尿病患者的用药安全,需要严格掌握药物使用的适应证与禁忌证。糖尿病合并感染、出现糖尿病急性并发症等应激状态,或出现严重慢性并发症时,容易引起代谢紊乱,禁用口服降糖药,应改用胰岛素治疗;严重的肝肾功能不全、孕妇、哺乳期女性、儿童等特殊人群不可使用口服降糖药,目前仅二甲双胍批准用于10岁以上儿童。保障糖尿病患者的用药安全,还须注意以下几个方面。

1. 低血糖反应

低血糖反应是患者使用降糖药物的主要风险,可导致患者不适,甚至出现生命危险,也是血糖达标的主要障碍,主要表现为交感神经兴奋(如心悸、焦虑、出汗、饥饿感等)和中枢神经症状(如神志改变、认知障碍、抽搐和昏迷)。老年患者发生低血糖时还表现为行为异常等非典型症状。夜间低血糖常因难以发现而得不到及时处理。有些患者屡发低血糖后,表现为无先兆症状的低血糖昏迷。胰岛素、磺酰脲类等药物均可引起低血糖,应从小剂量开始,逐渐增加剂量,谨慎地调整剂量。患者未进食或进食量偏少、运动量增加、饮酒等可能诱导低血糖的发生,患者出现低血糖应积极寻找原因,严重低血糖或反复发生低血糖,应调整治疗方案。患者应常备有碳水化合物类食品,一旦发生低血糖,立即食用。二甲双胍、α葡萄糖苷酶抑制剂等药物单用一般不会导致低血糖,需要注意的是当阿卡波糖治疗时若出现低血糖,口服普通食物包括蔗糖等无效,只能补充葡萄糖纠正低血糖。

2. 胃肠道反应

胃肠道反应是口服降糖药的常见不良反应,主要有恶心、呕吐、食欲减退、腹泻等,一般症状较轻,患者多能耐受,常在用药早期出现,随治疗时间延长可能逐渐减轻。从小剂量开始逐渐增加剂量是减少类似不良反应的有效方法,一些药物与食物同服或使用肠溶制剂可能减轻胃肠道反应;若不良反应频繁出现或较严重,应调整用药方案。

二、有效性

1. 用药时间选择

药物使用时间存在着餐前半小时、餐前即刻、餐中、餐后等明显差异,磺酰脲类以及一些胰岛素使用后,如果不及时进餐,容易产生低血糖危险;阿卡波糖若不能随餐同服,则无治疗作用;而另一些每日服用一次的药物,如早晨漏服,则应尽快补服。

2. 注意用药方法

正确的方法对于胰岛素的使用尤为重要,包括遵医嘱的用法用量、胰岛素注射笔的使用、合适的注射部位等;正确的服用方法对口服降糖药同样重要,如阿卡波糖需要嚼服,而一些肠溶片、缓释制剂需要整片服用,不可掰开或粉碎。

3. 其他注意事项

减少诱发血糖波动的因素,保持规律饮食,避免出现暴饮暴食、剧烈的情绪变化等可能导致的血糖升高;做好饮食控制,药物治疗不能代替饮食控制在糖尿病治疗中的"基石"作用。

三、依从性

糖尿病患者可能需要长期甚至终身使用药物治疗,良好的用药依从性对于实现达标治疗有着重要意义。

1. 告知血糖控制的重要性

对于初诊初治的患者,需要提醒患者足够的重视,尤其对于一些早期患者,饮食控制不佳、运动量不足或对疾病重视程度不够的患者,应告知糖尿病这种"甜蜜杀手"的危害,出现高血糖高渗状态、糖尿病酮症酸中毒等急性并发症可能导致昏迷等严重后果,而长期血糖控制不佳出现糖尿病肾病、糖尿病性视网膜病变、动脉粥样硬化、神经病变、糖尿病足等慢性并发症,将面临沉重的医疗负担,且严重影响生活质量。一些糖尿病患者由于长期用药,在血糖控制平稳或自我感觉良好时,容易忽视用药,或考虑经济因素,擅自停药。患者应充分意识到停药将使病情加重,会造成更大的经济损失,且糖尿病造成的慢性并发症一旦出现,往往不可逆转。坚持科学的治疗方案,良好的血糖控制将有助于避免或延缓糖尿病并发症的发生,在保障生活质量的同时,极大地减少了医疗支出。

2. 协助树立治疗信心

首先,消除患者对疾病的悲观认识,告知患者积极配合,坚持规范治疗,糖尿病完全可以控制,不影响生活质量,树立治疗信心对于经济条件一般以及已经出现糖尿病并发症的患者尤为重要;其次,患者对药品不良反应的恐惧或误解,也是导致治疗信心不足的重要因素,甚至出现擅自停药或自己减量,影响用药依从性,需要指导患者认识所用药品的常见不良反应与严重不良反应,重点指导患者正确识别心慌、头晕、冷汗等低血糖症状,学会正确预防与初步处理方法,常见药品的不良反应大多可防可控;另外,指导患者进行自我监测,依据血糖水平学会初步的用药调整,科学的认识与有效的治疗是治疗信心的重要保障。

3. 制订个体化的治疗方案

治疗方案在考虑病情需要的同时,还应结合患者的文化水平以及职业特点。对于一些饮食难以规律的患者,应尽量选择用药时间容易控制的降糖药物,如瑞格列奈或速效胰岛素等在就餐时用药,或选择二甲双胍、西格列汀等不易出现低血糖反应的药物,还可选择用药时间灵活的药物(如罗格列酮),减少低血糖反应;一些长期酗酒的患者在饮酒习惯改变前,应避免使用二甲双胍。还应让患者了解自己购药的费用,以及可选择的备选药物和治疗方案,充分考虑患者的因素,确保治疗的持续性。

自测巩固

1. 胰岛素相对缺乏导致的非胰岛素依赖性糖尿病属于(　　　)。

  A. 1型糖尿病　　　　　　B. 2型糖尿病　　　　　　C. 3型糖尿病

  D. 4型糖尿病　　　　　　E. 5型糖尿病

2. 糖尿病临床表现为"三多一少",具体是指( )。

    A. 多尿、多汗、多食和消瘦   B. 多尿、多汗、多食和肥胖

    C. 多尿、多饮、多食和肥胖   D. 多尿、多饮、少食和消瘦

    E. 多尿、多饮、多食和消瘦

3. 糖尿病的诊断标准之一是空腹血浆葡萄糖浓度( )mmol/L。

    A. ≥6.0   B. ≥7.0   C. ≥7.1   D. ≥11.0   E. ≥11.1

4. 空腹血糖接近正常,仅餐后血糖明显升高者,可考虑服用( )。

    A. 二甲双胍   B. 格列本脲   C. 阿卡波糖   D. 胰岛素   E. 普萘洛尔

5. 属于磺酰脲类降糖药的是( )。

    A. 罗格列酮   B. 瑞格列奈   C. 二甲双胍   D. 格列齐特   E. 阿卡波糖

6. 服用降糖药常见的不良反应是( )。

    A. 低血糖反应   B. 高血钾反应   C. 低血压反应   D. 咳嗽   E. 面部潮红

7. 糖尿病治疗应坚持"五驾马车",下列不属于"五驾马车"的是( )。

    A. 饮食治疗   B. 运动治疗   C. 药物治疗

    D. 血压监测   E. 糖尿病教育

8. 使用电子血糖仪之前无须准备( )。

    A. 试纸   B. 采血针   C. 棉签   D. 75%酒精   E. 听诊器

9. 下列属于电子血糖仪测量血糖步骤的是( )。

    A. 平躺   B. 双眼向上看   C. 采血   D. 充气放气   E. 缠绕袖带

（陈　诚　杨　枏）

任务10　痛风的慢病管理

任务情境

一个周日的早上,药店营业员小鱼正在非处方药区整理商品。一位女士扶着一名中年男士进店咨询,问有没有止痛药。小鱼经过询问后得知,该男士脚趾关节每隔一段时间就会疼痛一次,由于疼痛部位之前打球受过伤,自己一直以为是旧伤复发,就没太重视。这次实在疼到无法忍受了,就赶紧到药店来买药缓解。该男士还透露每次疼痛之前都在外面和朋友吃饭,而且喝过大量的啤酒,且近2年体检的尿酸值都偏高。

根据这些情况,小鱼初步判断中年男子现在的疼痛是由高尿酸血症引起的痛风导致的。给男子推荐了双氯芬酸钠暂时止痛,并告知其尽快到医院就诊并进行系统治疗。

请思考:治疗痛风的药品主要有哪些?

任务布置

能正确完成尿酸值的测量及痛风的用药指导。

任务分析

一、高尿酸血症与痛风的慢病管理

(一)疾病概述

1. 尿酸

尿酸是嘌呤代谢的最终产物,正常男性血浆中的尿酸含量比女性高。近年来,随着人们生活水平的提高,高尿酸血症的患病率呈逐年上升的趋势,甚至出现十几岁患病的病例。

2. 高尿酸血症

高尿酸血症与痛风密不可分,是指正常嘌呤饮食的状况下,非同日2次空腹血尿酸水平增高(男性>420 μmol/L,女性>360 μmol/L)。高尿酸血症常常与高血压、高脂血症、糖尿病、冠心病等慢性疾病并发。有相当一部分高尿酸血症患者可终身不出现关节炎等明显症状,称为无症状高尿酸血症。

3. 痛风

高尿酸血症和痛风是同一疾病的不同状态。有5%~12%高尿酸血症患者最终发展为痛风。部分高尿酸血症患者随着血尿酸的升高,尿酸钠微小结晶析出,沉积在关节、滑膜等处,形成痛风结石,引起关节炎、尿路结石等多系统损害。

药德思政:诚信执业

2019年,中央广播电视总台3·15晚会曝光了某些药店的执业药师无证上岗,许多《执业药师证》是花钱租来的,业内俗称"挂证"。挂证不在岗,见"证"不见人,执业药师"挂证"已是业内人人皆知的公开秘密。

追根溯源,这是由于"挂证"药师缺失职业素养和道德意识而导致的。他们在满足自身利益的同时,还导致了许多零售药店无法提供专业的药学服务,直接损害了公众的利益。作为一名执业药师,一定要提高自己的道德水平,坚定理想和信念,不为外界的利益所诱惑,守住底线,诚信执业。

(二)高尿酸血症的诊断标准及痛风的临床表现

1. 高尿酸血症的诊断标准

日常饮食情况下,非同日两次空腹血尿酸水平男性>420 μmol/L,女性>360 μmol/L,即可诊断为高尿酸血症。

2. 痛风的临床表现

根据病程的发展,痛风可分为4期。

(1)无症状期。此阶段血尿酸水平升高,但没有疼痛、关节炎等表现。

(2)痛风性关节炎急性发作期。多以单关节非对称性关节炎为主,出现红、肿、热、痛等症状。好发于脚趾关节、踝关节、足跟、腕关节、指关节等处。

(3)痛风性关节炎发作间歇期。多见于未经治疗或者治疗不彻底者,可表现为多关节受累或无明显症状。

(4)慢性痛风性关节炎期。本期最常见的特征性改变是出现痛风结石、关节附近出现黄白色赘生物,甚至出现关节畸形。

(三)药物治疗

高尿酸血症在非药物干预效果不佳时,可以采用药物治疗。治疗的目标是在急性期缓解关节疼痛和炎症,在发作间歇期控制血尿酸水平,预防复发和慢性痛风导致的多系统损害。

1. 痛风性关节炎急性发作期的药物治疗

急性发作期的治疗目的是迅速控制关节炎的症状,应尽早进行药物控制,越早效果越好。同时卧床休息,抬高患肢,局部冷敷。

(1)秋水仙碱。在痛风发作12小时内尽早使用秋水仙碱,超过36小时后效果显著下降。起始剂量为1.0 mg,1小时后追加0.5 mg,12小时后按照"0.5 mg,每日1~3次"服用。秋水仙碱的不良反应较多,要注意监测。

(2)非甾体抗炎药。双氯芬酸钠等非甾体抗炎药或秋水仙碱是急性痛风性关节炎发作的一线治疗药物。

(3)糖皮质激素。如果上述两种药物有禁忌或者效果不佳时可选用泼尼松等糖皮质激素进行治疗,避免使用长效制剂。

(4) 生物制剂。当以上 3 种药物都治疗无效时,可以选用白细胞介素-1 受体阻断剂进行治疗。

2. 降尿酸治疗

降尿酸治疗的启动时机和控制目标需要个体化,根据临床情况制定用药方案。临床上常见的降尿酸药物主要包括别嘌醇、非布司他、苯溴马隆等。

(1) 别嘌醇。属于抑制尿酸生成的药物,成人初始剂量为每日 50～100 mg,定期测定尿酸值。

(2) 非布司他。是新型选择性黄嘌呤氧化酶抑制剂,通过抑制尿酸生成而降低尿酸。初始剂量为每日 20～40 mg,降尿酸的效果明显。

(3) 苯溴马隆。属于促进尿酸排泄药物。成人初始剂量为每日 25～50 mg,服用时须碱化尿液,将尿液 pH 值调整到 6.2～6.9。

当痛风急性发作时,若尚未开始进行降尿酸治疗则等待发作缓解后再开始;若已经接受了降尿酸药物治疗则无须停药,可给予预防痛风急性发作的药物(如秋水仙碱)。避免尿酸水平快速变化而引起急性痛风性关节炎。

3. 碱化尿液治疗

接受降尿酸药物治疗的患者,推荐碱化尿液以增加尿中尿酸的溶解度。可选择碳酸氢钠、枸橼酸氢钾钠等药物。常见的抗痛风药物如表 10-1 所示。

表 10-1 常见的抗痛风药物

序号	药理作用及适应证	代表药物
1	痛风急性期止痛,预防痛风急性发作	秋水仙碱、双氯芬酸钠、吲哚美辛
2	抗炎,用于痛风急性期(备选)	泼尼松
3	抑制尿酸生成,降低尿酸,用于间歇期	别嘌醇、非布司他
4	促进尿酸排泄,降低尿酸,用于间歇期	苯溴马隆、丙磺舒
5	碱化尿液,配合降尿酸药物治疗	碳酸氢钠、枸橼酸氢钾钠

(四) 用药指导

(1) 痛风要坚持长期治疗,减少反复发作,定期监测尿酸水平。用药期间,注意药物的不良反应,若出现严重不良反应立即停药。

(2) 保持健康的生活方式,避免摄入高嘌呤食物(动物内脏、黄豆、海鲜、浓肉汤等);每日饮水 2 000～3 000 ml;戒烟限酒(啤酒、白酒);加强锻炼,控制体重;增加碱性食物的摄入(菠菜、海带、莲藕、黄瓜、南瓜、西瓜、香蕉、苹果、草莓等)。

二、尿酸测定仪的使用方法

(1) 准备工作:检查尿酸仪、试纸、采血针、棉签、75%酒精等用物是否备齐,开机检查尿酸仪的性能,检查尿酸试纸的有效期。首次开瓶的试纸须将密码牌插入仪器,仪器将自动读取校正码。若为同一瓶试纸无须重复设置。使用者清洁双手、洗手擦干。

(2) 酒精消毒。选定采血手指,建议首选无名指,痛感较小。用 75%酒精消毒手指指腹,待干。

（3）插入试纸。将试纸带电极的一端插入尿酸仪的插槽,开机待用。

（4）采血测试。拧下采血针保护帽,一只手拇指和食指夹住采血的指尖两侧,另一只手持采血针压紧指尖皮肤,待血液流出后,用棉签拭去第一滴血液后将流出的血液滴入试纸测试区。

（5）显示结果。用干棉签按住针眼止血,读取尿酸值。正常尿酸值为男性 $<420\,\mu mol/L$,女性 $<360\,\mu mol/L$ 。

（6）整理收拾。测量后将使用过的试纸置于垃圾桶,关闭尿酸仪电源,放入收纳包。整理桌面。

药店里的那些事儿

周四是药店里的慢病管理日,像往常一样,王大爷一大早就来到药店排队进行慢病管理。张药师照例给王大爷测定尿酸、血糖和血压。由于坚持服药,王大爷的各项指标都在正常范围内。王大爷询问张药师,自己在服用非布司他之后,痛风已经 1 个月没有发作了,现在可否停药了,反正又不痛,大不了痛了再吃药就行。张药师仔细给王大爷解释,他现在处于痛风发作间歇期,尿酸水平是靠药物控制。若不吃药将会导致尿酸出现较大波动,可能导致尿酸结晶沉积在关节,诱发疼痛,甚至导致严重的并发症。建议坚持服药,同时配合生活方式的调整,管住嘴,迈开腿,这样才有助于病情的控制。

任务 10 痛风的慢病管理

任务实施

按照表 10-2 的流程能正确完成尿酸检测及痛风的用药指导。

表 10-2 尿酸检测流程与注意事项

序号	实施步骤	操作流程/话术举例	注意事项
1	准备工作	"您好,请坐,休息片刻,稍后为您测量尿酸。"	1. 检查尿酸仪、试纸、采血针、棉签、75%酒精等用物是否备齐。 2. 开机检查尿酸仪的性能。 3. 检查尿酸试纸的有效期。 4. 首次开瓶的试纸需将密码牌插入仪器,仪器将自动读取校正码。若为同一瓶试纸无须重复设置。 5. 使用者清洁双手、洗手擦干。
2	测量尿酸	1. "现在我为您测量尿酸,请您伸出手指。" 2. "等下针刺指腹会有轻微疼痛,请您放松。" 3. "好了,请用棉签压一下止血。"	1. 用酒精消毒采血的手指指腹,不可以用含"碘"的消毒液。 2. 消毒的手指要让酒精挥发干了之后才进行采血,以免影响测试结果。 3. 从瓶里取出试纸,立即盖紧瓶盖,将试纸插入仪器。 4. 使用采血针或采血笔轻扎手指至见血。 5. 待血液流出后,用棉签拭去第一滴血液后将流出的血液滴入试纸测试区。 6. 用干棉签按住针眼止血。
3	告知结果	"您的尿酸值是××μmol/L,属于正常范围。"	1. 告知顾客测量结果,并判断尿酸是否正常。 2. 记录顾客的测量结果。记录信息包括姓名、电话、本次测量值等。
4	询问用药情况	询问顾客的用药情况及疗效。	询问并登记顾客提供的信息用于评估顾客病情控制效果。
5	用药指导	"您的尿酸值属于正常范围,请您坚持服药,保持健康的生活方式,避免摄入动物内脏、海鲜等高嘌呤食物,坚持长期治疗,减少痛风的反复发作。"	根据顾客的情况给予用药指导,纠正生活中一些错误的生活方式和习惯。
6	整理收拾	测量后将使用过的试纸置于垃圾桶,关闭仪器电源,放入收纳包。整理桌面。	使用过的试纸和采血针要妥善处理,不可遗留在公共区域。

药店顾客服务

实战演练

痛风的慢病管理

药师 您好,请问有什么可以帮到您的吗?

顾客 今天是慢病管理日,我来测一下尿酸。

药师 好的,您请里面坐,休息片刻,稍后为您测量尿酸,您还记得自己的慢病管理号吗?

顾客 78号。

药师 好的,是王××先生。

顾客 是的。

(营业员做好测尿酸的准备工作,并打开慢病管理药历)

药师 王大爷,现在我为您测量尿酸,请您伸出手指。等下针刺指腹会有轻微疼痛,请您放松。

(采血,进行测量)

药师 好了,请用棉签压一下止血。

顾客 怎么样?

药师 您的尿酸值是 300 μmol/L,属于正常范围。您每天还是坚持服用非布司他吗?

顾客 是啊,每天都服。

药师 您最近关节还痛吗?服药后会有哪里不舒服吗?

顾客 再也没有痛过了,也没有不舒服,都挺好的。

10-6

任务 10　痛风的慢病管理

药师　那就坚持服药,特别注意不要吃动物内脏、海鲜、啤酒,多吃水果、蔬菜,适当运动。下周再过来测一下,我这里给您做好记录了。

那就谢谢你了。　**顾客**

药师　不客气,请慢走。

药店顾客服务

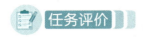

任务评价的具体内容与评分标准见表10-3。

表10-3 学习评价考核表

(班级:_____ 姓名:_____ 学号:_____)

序号	考核内容	配分	评分标准	自评	互评	考评	得分
1	准备工作	10	1. 未备齐用物,少一种扣5分。 2. 未开机检查仪器和试纸,扣5分。 3. 未清洁双手,扣5分。				
2	测量尿酸	40	1. 未能成功采血,扣20分。 2. 操作不规范,扣10分。 3. 未能及时止血,扣10分。				
3	记录结果	10	1. 未能如实告知和记录结果,扣10分。 2. 不会判断尿酸正常与否,扣10分。				
4	询问用药情况	10	未询问用药情况,扣10分。				
5	用药指导	20	1. 未能根据不同的药物针对性地进行用药指导,扣10分。 2. 未能进行健康宣教,扣10分。				
6	整理收拾	10	未能妥善处理试纸、采血针等,扣10分。				
			合计				

任务 10　痛风的慢病管理

拓展提升

医疗器械免费体验服务可以吸引顾客参与其中,并亲自体验产品的功效,如免费吸氧、测血压、测体重、理疗等体验器械项目。

一、开展医疗器械免费体验服务的目的

大多数慢病患者对医疗器械的辅助功效持怀疑态度,因此他们主要依赖药物来缓解病痛。而药店借助医疗器械免费体验服务这一宣传平台,可以让顾客参与其中,亲自体验产品的功效。这样既能消除顾客认识上的误区,还能拉近药店与顾客之间的距离,并有望促成交易的最终实现,为药店带来收益。

二、医疗器械免费体验服务的对象

以中老年顾客为主。这一群体有较为充足的时间,因此他们有心情、时间为新事物驻足,进行研究探索。

三、实施医疗器械免费体验服务的人员

服务人员要经过专门的培训,要掌握与器械相关的医学、药学、营养保健知识,能够根据顾客的实际情况推荐适宜的产品,并帮助顾客设计出一套合理的辅助治疗方案。

四、开展医疗器械免费体验服务的注意事项

(1)医疗器械免费体验服务区最好设在医疗器械区附近,并用可移动的隔断与其他区域隔离开来。

(2)定时检查检测仪器的指针是否归零,能否正常工作。

(3)注意仪器的清洁,顾客使用后要及时进行消毒。

自测巩固

1. 高尿酸血症的诊断标准是日常饮食情况下,非同日两次空腹血尿酸水平($\mu mol/L$)大于(　　)。

　　A. 240　　　　　　　　　B. 360　　　　　　　　　C. 420

　　D. 480　　　　　　　　　E. 520

2. 痛风急性发作期在无用药禁忌证的前提下,首选的治疗药物是(　　)。

　　A. 非布司他　　　　　　　B. 别嘌醇　　　　　　　C. 布洛芬

　　D. 秋水仙碱　　　　　　　E. 碳酸氢钠

3. 以下药物中,属于降尿酸治疗药物的是(　　)。

　　A. 枸橼酸氢钾钠　　　　　B. 泼尼松　　　　　　　C. 双氯芬酸钠

　　D. 碳酸氢钠　　　　　　　E. 非布司他

4. 痛风患者应避免摄入以下哪种食物?(　　)

10-9

A. 苹果　　　　　　　　B. 海带　　　　　　　　C. 动物内脏

D. 西瓜　　　　　　　　E. 莲藕

5. 测定尿酸值需采集的样本是（　　　　）。

A. 血液　　　　　　　　B. 尿液　　　　　　　　C. 汗液

D. 唾液　　　　　　　　E. 粪便

（陈　诚）

项目 5　药店其他服务

任务 11　退换货服务

任务情境

某日中午,一名老年女性顾客着急地说道:我在你们药店购买了 3 盒风热感冒颗粒,回到家里我老伴说我买错了。

营业员:您好!请问有什么能够帮到您的呢?

顾客:我老伴说,不是这种药,是另外一种药,这个药买了也没有用。

营业员:女士,请问是我们店购买的药品吗?

顾客:是的,今早买的这 3 盒药,能不能帮我退掉?我也是这里的老顾客,平时经常来你们店买药的,麻烦你啦!

请思考:如何处理顾客提出的退换货要求呢?

任务布置

能正确按照规定对顾客提出的退换货要求进行处理。

任务分析

一、药品退换货原则

药品是一种特殊的商品,既有商品的一般属性,又有药品的特殊性,因此药品的售后服务也具备一定的特殊性和复杂性。《药品经营质量管理规范》规定,除药品质量原因外,药品一经售出,不得退换。因此,药店只有在药品存在质量问题的情况下,是必须退换的,否则,药店可以不退换药品。

11-1

药店顾客服务

药店里的那些事儿

某日,一顾客因其儿子发烧,急匆匆地进入药店,说:"快,赶紧帮我拿一盒布洛芬胶囊。"营业员问:"您好,请问是谁吃呢?"顾客:"我儿子,8岁,发烧,体温38.5℃,你快点帮我拿一盒,我赶时间。"营业员经过详细询问后,拿了一盒布洛芬胶囊给顾客,并合理指导用药。一天后,这位顾客又返回店内说:"家里还有一盒布洛芬胶囊,没有开封。这一盒布洛芬胶囊,可以退货吗?现在市场上,都有'7天无理由退货'的服务。"

1. 退换货存在的风险

药品退换货的操作没有什么难度,但是进行药品的退换货存在一定的风险。如果药品也像其他商品一样可以"7天无条件退货",那么存在着隐患。

(1)药品存放不当的风险。需要阴凉保存的药品对存放环境要求非常严格,如枯草杆菌二联活菌颗粒、胰岛素、米索前列醇片,不知情的消费者即使没有开封药品,但因存放不当而造成药品变质,也可能会损害下一位消费者的健康,并给药店造成较大的损失。

(2)药品被"掉包"的风险。少部分消费者或者竞争对手存在侥幸心理,将药品"掉包"牟取暴利,这可能导致各药店之间恶意竞争。比如,某些中药材,由于店内的鉴别设备、店员的鉴别能力有限,无法现场辨识中药材的真伪优劣,存在可能被"掉包"的风险。

药店里的那些事儿

某药店举行会员日活动,一位50多岁的女性顾客,拿着一瓶碳酸钙D_3钙片来到药店说:"我前天在你们药店买了这瓶钙片,但是我现在不想要了,赶紧给我退货,否则我就再也不来你们店买药了。"

2. 药店可退换货的情况

药品是特殊商品,涉及人的生命安全和身体健康,一般情况下,药店可以拒绝退换货。当顾客提出退换货要求时,药店拒绝退换货,容易引起顾客对药店服务的不满。因此,当顾客提出退货时应当遵循以下原则。

(1)质量问题,无条件退换货:购买现场发现质量问题,如片剂裂片、颗粒剂结块、胶囊剂漏粉、糖浆剂漏液、气雾剂漏气等,必须无条件退换。售出后才发现质量问题,经确认为本店售出的药品后,应给予退换货。在以下情况给予退换货:顾客持有本店购物小票,且购物时间不超过规定时间;药品名称、规格、生产日期、生产批号、有效期、批准文号、生产企业等内容与本店存货或电脑记录一致,或有其他途径证明是本店售出药品存在质量问题,均应给予退换货。

(2)非质量问题退换货:非质量问题药品,原则上不给予退换,但为了维护顾客的忠诚度,在不损害公司利益的前提下,在一定程度上可以给予退换货。如药品经检查质量无异常、内外包装无破损,在不影响二次销售的情况下,经多方考虑后可以给予退换货。

> **药店里的那些事儿**
>
> 某日下午,一位30多岁的女性顾客拿着一瓶维生素C片来到药店,她暴跳如雷地说道:"你们药店卖的是什么药啊?我们小孩子吃了两三天了,一点效果都没有。赶紧给我退货,否则我投诉你们!"

3. 不可退换货的情况

下列情况之一,药店原则上不予办理退换货:药品无质量问题,且存在包装已拆封或已损坏等不完整情况,影响二次销售;无法证实为本店销售的药品;药品已服用,发现药效不佳者。

药德思政:贴心服务

一位26岁的女性孕妇走进药店,手中拿着一盒尚未开封的复方锌布颗粒,希望能将复方锌布颗粒的成人版换成儿童版。张药师看见后,立马取了一张凳子给孕妇靠墙就坐,经过与其沟通,确定药品为本药店售出并符合退换货规定,所以给予办理了换货。

退换货是药店应有的服务,在服务过程中,给予孕妇靠墙就坐的小小动作展现了大大的正能量。

二、退换货处理程序

(1)认真倾听,表达歉意。无论什么情况,接待人员应当先向顾客表达歉意:"您好!我是当班负责人,不好意思,让您多跑一趟了,请问您有什么问题呢?"再引导顾客至安静、方便的地点,尽量避免影响卖场正常的营业,以诚恳的态度听取顾客提出的要求,并询问退换货的原因。

(2)核查药品。接待人员认真核查药品及购买凭证(购物小票或发票),仔细检查药品名称、规格、生产日期、生产批号、有效期、批准文号、生产企业等内容,检查药品内外包装是否完整、是否在有效期内及药品质量等情况。非质量问题、人为损坏或购物时间超过规定时间,不予退换货,向顾客做好解释工作,取得顾客谅解,并赠送小礼物以示歉意。

(3)退换货处理。回收药品及购买凭证(购物小票或发票,在原发票上注明"作废"字样),如购买凭证(购物小票或发票)有其他药品,则为其他药品重新开具购买凭证(购物小票或发票),并交给顾客。

① 退货操作。在收银机上执行退货操作,退款由收银员交与顾客,开具票据,顾客、收银员、当班负责人3人在票据上签字,填写《销后退回商品记录表》,并核对收(付)款差额。

② 换货操作。在收银机上执行换货操作,请顾客重新挑选药品,实行销售操作,并核对

收(付)款差额。

③ 对退换回药品进行质量检查：合格者继续销售,不合格者放入不合格区,登记后再作进一步处理。

(4) 填写、整理、通报。按照退换货的时间顺序,填写、整理《退换商品记录汇总表》(表11-1)。当班结束后,在《交接班本》上登记退换货情况记录,以及收(付)款差额情况。将退换货情况、处理结果向上级部门和员工通报,以便日后改进。

表 11-1 退换商品记录汇总表

门店及编号：　　　日期：　年　月　日至　年　月　日　店长：

序号	退换货日期	购买日期	购物小票号	退货商品编码	退货商品名称	所换商品编码	所换商品名称	退换货原因
1								
2								
3								
4								
5								

任务 11 退换货服务

任务实施

能正确按照规定及表 11-2 的流程对顾客提出的退换货要求进行处理。

表 11-2　退换货处理流程与注意事项

序号	实施步骤	操作流程/话术举例	注意事项
1	接待	"您好！我是当班负责人,不好意思,让您多跑一趟了,请问有什么可以帮您的吗?"	为了便于与顾客沟通,最好请顾客移步到安静的地方进行处理。
2	核查药品	1. "您好！根据您提出的退换货的要求,我们需要对药品进行核查。" 2. "麻烦请您出示药品及购买凭证(购物小票或发票)。" 3. "请您稍等,我们将根据您提供的药品及购买凭证(购物小票或发票)与我们电脑系统的信息进行一一核对。"	1. 检查药品名称、规格、生产日期、生产批号、有效期、批准文号、生产企业等内容。 2. 检查药品内外包装是否完整、是否在有效期内及药品质量等情况。
3	退换货处理	1. "不好意思！让您久等了！经过核查,您的药品符合我们退换货的条件。请问您是想退货,还是换货呢?" 2. "不好意思！让您久等了！经过核查,您的药品已经开封并使用/您的药品外包装已经破损/您购买的药品已经超过规定时间,不符合退换货的条件。根据《药品经营质量管理规范》,药品一经售出,非质量问题,不予退换货。给您带来不便,请您谅解。为了表示我们的歉意,同时感谢您对我们服务质量的监督,送您一份小礼品。" 3. "您好！马上给您办理退换货手续。我要回收您的药品及购买凭证(购物小票或发票)。" 4. (退货)"这是退回给您的货款,请您核对清楚,麻烦您在我们的票据上签名。" 5. (换货)"请您移步至我们的货架上重新挑选药品。" 6. "让您多跑一趟了,为了表示我们的歉意,同时感谢您对我们服务质量的监督,送您一份小礼品。"	1. 态度温和有礼、细心周到、耐心认真,不得顶撞顾客。 2. 处理问题时应当有理有度,对于不符合退换货规定的情况,要耐心解释。 3. 严格执行《药品经营质量管理规范》的退换货规定。 4. 在不损害药店利益的前提下,尽可能满足顾客需求。 5. 如遇到恶意捣乱的顾客,请其离开,否则立即报警。
4	填写、整理、通报	1. "我登记一下您的退换货情况。" 2. 将本次的退换货情况填入《交接班本》。	1. 填写《退换商品记录汇总表》。 2. 合格药品继续销售,不合格药品放入不合格区。

药店顾客服务

实战演练

退货服务

营业员：您好,请问有什么可以帮到您的?

顾客：这是我昨天在你们店买的酮康唑乳膏,我要退货。

营业员：您好!我们承诺顾客对店内产品有质量问题或对价格有任何不满意,7日内无条件退换货。您稍等一下,我请店长给您办理换退货。为了便于与您沟通,请您移步到安静的地方。您看好吗?

顾客：去吧,叫你们店长来。

店长：叔叔,您好!我是店长小王,不好意思,让您多跑一趟了,请问有什么可以帮到您呢?小李,你去给这位叔叔倒杯水。

营业员：嗯,好的。叔叔,请您喝水。

顾客：这是我昨天在你们店买的酮康唑乳膏,回家后,发现我家还有一盒酮康唑乳膏,我不需要这一盒药品了,我要退货。

店长：您好!根据您提出的退货的要求,我们需要对药品进行核查。麻烦您把药品及购买凭证给我,购物小票或发票都行。

顾客：这是在你们门店买的酮康唑乳膏和购物小票。

店长：请您稍等,我们将根据您提供的药品及购买凭证与我们电脑系统的信息进行一一核对。小李,麻烦你去帮核对药品购买信息。

11-6

任务 11　退换货服务

营业员　嗯,好的,马上去核对,请您稍等一下。店长,经过核对,这确实是昨天从我们门店卖出的药品,而且没有质量问题、内外包装无异常。

店长　不好意思! 让您久等了! 经过核查,您的药品符合我们退货的条件。请您移步收银台。马上给您办理退货手续。我们要回收这一盒酮康唑乳膏及购物小票。

行。　**顾客**

收银员　这是退回给您的货款,共计 24 元,请您核对清楚,麻烦您和店长一起在我们的票据上签名。

嗯,收到 24 元。　**顾客**

店长　让您多跑一趟了,为表达歉意,我们送您一份小礼物。祝您身体健康,请慢走。

谢谢,你们的退货服务还是很周到的。　**顾客**

药店顾客服务

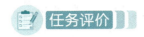

任务评价的具体内容与评分标准见表 11-3。

表 11-3 学习评价考核表

（班级：_____ 姓名：_____ 学号：_____）

序号	考核内容	配分	评分标准	自评	互评	考评	得分
1	接待	20	1. 未礼貌接待，扣 10 分。 2. 未询问退换货原因，扣 10 分。				
2	核查药品	30	1. 未经顾客同意，直接取回药品及购买凭证，扣 10 分。 2. 未到电脑系统逐一核查药品信息，扣 10 分。 3. 未检查药品内外包装是否完整及相应药品信息，扣 10 分。				
3	退换货处理	40	1. 未向顾客阐明是否符合/不符合退换货条件的原因，扣 20 分。 2. 未回收药品及购买凭证，扣 10 分。 3. 未请顾客核对货款、签名票据，未核对收(付)款差额，扣 10 分。				
4	填写、整理、通报	10	未填写《退换商品记录汇总表》，未在《交接班本》上登记退换货情况记录，扣 10 分。				
	合计						

任务 11　退换货服务

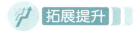

一、提升服务质量

为了更好地提升售后服务质量,必须做好销售前的相关工作。比如公司的质量检查部门必须保证所有配送给门店的商品无质量问题,各门店定期开展自查工作,确保门店的商品在有效期内,无虫蛀、霉变、破损、污染等问题。销售商品时,合理指导用药,提醒药品的使用禁忌、不良反应等。

二、相关法律法规条款

2016 年 7 月公布实施《药品经营质量管理规范》有关药品售后管理的相关条款如下。

第一百一十三条　企业应当加强对退货的管理,保证退货环节药品的质量和安全,防止混入假冒药品。

第一百七十三条　除药品质量原因外,药品一经售出,不得退换。

第一百七十六条　企业发现已售出药品有严重质量问题,应当及时采取措施追回药品并做好记录,同时向食品药品监督管理部门报告。

第一百七十七条　企业应当协助药品生产企业履行召回义务,控制和收回存在安全隐患的药品,并建立药品召回记录。

自测巩固

1. 下列属于处理顾客退换货禁用语的是(　　)。
   A. 不好意思,让您多跑一趟了
   B. 麻烦您把药品及购买凭证给我
   C. 我们门店不可能有假劣药品,你肯定是搞错了
   D. 对不起,请坐
   E. 感谢您对我们服务质量的监督
2. 下列不属于药品退换货的操作是(　　)。
   A. 回收药品　　　　　　　　　　B. 回收购买凭证
   C. 填写退换货记录表　　　　　　D. 据理力争,驳回顾客所有的要求
   E. 表达歉意
3. 处理顾客退换货的流程是(　　)。
   A. 认真倾听,表达歉意—核查药品—退换货处理—填写、整理、通报
   B. 认真倾听,表达歉意—退换货处理—核查药品—填写、整理、通报
   C. 核查药品—退换货处理—认真倾听,表达歉意—填写、整理、通报
   D. 核查药品—认真倾听,表达歉意—退换货处理—填写、整理、通报
   E. 退换货处理—认真倾听,表达歉意—核查药品—填写、整理、通报
4. 以下不属于在处理顾客退换货时要做到的是(　　)。

11-9

A. 态度温和有礼　　　　　B. 细心周到、耐心认真　　　　C. 不得顶撞顾客

D. 见招拆招　　　　　　　E. 克制个人情绪

5. 不属于处理顾客退换货时应遵循的原则是（　　　）。

A. 质量问题,无条件退换货　　　　B. 非质量问题,可适当退换货

C. 购物时间超过规定时间,给予退换货　　　D. 非本店售出药品,不给予退换货

E. 药品已使用,不给予退换货

（**罗统勇**）

任务12　药店促销服务

 任务情境

又一年元旦即将到来,某连锁药店利用元旦节进行"庆元旦,迎新年"的节日促销活动,药店营业员在活动前一天四处派发DM单(宣传单),DM单上打出了"排队送、买就送、填就送"的标题。活动当天,消费者纷纷来到该药店,发现药店的促销内容为每天早上8点排队的前20名,送鸡蛋2个;购物满50元送洗衣液1瓶;填写"药店服务质量调查表"的顾客送保温杯1个。药店内端架、堆头等陈列处均有POP海报,促销商品配备跳跳卡,免费量血压测血糖服务等都吸引了大量顾客到店,该连锁药店当天营业额创下本季度第一的好成绩。

请思考:你认为促销服务能取得成功的关键点在哪几个方面?

 任务布置

能够按要求完成药店促销任务。

 任务分析

一、药店促销的概念及目的

1. 药店促销的概念

药店促销是指药店通过向广大消费者传递有关本药店及药品和服务的各种信息,使消费者对药品或服务产生好感和信任,引导、启发、刺激消费者产生购买动机,做出购买决策,采取购买行动以达到扩大销售量的一系列活动的总称。其实质是一种沟通活动,即营销者(信息提供者或发送者)发出作为刺激消费的各种信息,把信息传递到一个或更多的目标对象(即信息接受者,如听众、观众、读者、消费者或用户等),以影响其态度和行为。常用的促销手段有广告、人员推销、营业推广和公共关系。

2. 药店促销的目的

(1)传递信息,扩大需求。医药产品是一种特殊商品,消费者对医药产品的知识比较陌生,往往会在医生或者药师的指导下使用。虽然消费者不是医药产品专业知识的宣传对象,但是药店可以对促销活动内容和形式进行宣传,传递药品价格和活动内容的相关信息,从而激发消费者的购买欲望,扩大消费需求。

(2) 突出特点,引起重视。医药市场竞争激烈,对于同类药品,消费者往往不能做出抉择。药店如果能有针对性地开展促销活动,使更多消费者了解、熟悉和信任本药店的药品,突出本药店产品自身的特点和优势,给消费者带来种种利益,引起消费者重视,从而使这些商品处于优势地位。

(3) 树立形象,稳定市场。消费者对形象好、声誉高的药店所经营的产品具有较高的信任度,愿意购买并放心使用。药店通过促销服务树立良好的药店品牌形象,能够巩固其市场地位,保持销售的稳定与增长。

药德思政:真诚守信

"酒精我只收成本价,不会涨一分钱,这几天我正在想办法找渠道,买些口罩免费发给最需要的人。"在基层防疫物资短缺的情况下,贵州省清镇市犁倭镇诚信药店负责人杨贵荣这样说。"谢谢杨医生,我走了好多药店都买不到酒精,就算你多收钱我也买,你真是一个好医生,太谢谢了。"在诚信药店购买酒精的陈女士感激地说道。

诚信药店位于清镇市犁倭镇犁倭街,负责人杨贵荣是土生土长的犁倭人,也是一名退役军人,曾服役于云南西双版纳武警边防支队,1988年退役后与妻子刘敏在犁倭开起了诚信药店。

2020年1月26日,犁倭镇疫情防控集结号吹响,防控全面铺开,杨贵荣夫妻主动加入宣传队伍。"没事不要乱出门,出门一定要戴好口罩,不要接触外来人员,回家用肥皂多洗手,有问题一定要联系村里面或者卫生院和镇政府。"对每个购买药品的群众,夫妻二人不忘叮嘱,提醒群众加强防范。杨贵荣还在自己的退役军人微信群里宣传防控知识。

"战'疫'"打响后,很多药店的口罩、酒精都已脱销,杨贵荣夫妻把年前进的酒精60瓶以批发价卖给群众,且限购2瓶,以保障更多群众的需求。随着防控不断深入,药店口罩早已"脱销",杨贵荣经过5天的努力,多次寻找购买渠道,终于购买到200只口罩免费发给群众。"我是一名退役军人,老伴也曾是医务人员,我们只想为家乡疫情防控做一些力所能及的事,也想带动其他退役军人和更有能力的人加入防控队伍。在这场没有硝烟的战场中,我们必须站出来。"这就是退役军人杨贵荣的战"疫"情结。在药店的墙壁上悬挂着"医者仁心"4个大字,杨贵荣是这样说的,也是这样做的。长年以来,夫妻二人热心公益事业,通过捐款、送物资等形式帮助困难留守儿童、孤寡老人、困难残疾人等弱势群体10余次。

二、药店促销的特征

1. 药店促销规定的特殊性

药品是关系到人民群众生命健康的一类特殊商品,因而药店在促销服务中具有一定的特殊性。《药品流通监督管理办法》第二十条规定,"药品生产、经营企业不得以搭售、买药品赠药品,买商品赠药品等方式向公众赠送处方药或者甲类非处方药。"药店如果对处方药和甲类非处方药采取买赠的销售形式,无形中就会增加消费者购买的药量,造成过度促销,给消费者造成负担。因此,药店应根据商圈定位统筹安排、合理促销。合理促销有利于顾客的身体康复,如运用专业知识进行"联合用药";合理促销,既能培养顾客的忠诚度,也能节约顾客的时间成本,如某些慢病需要长期服药,药店应向患者按"疗程荐药"等。总之,应该在法律法规的框架下,进行合理的药店促销。

2. 药店促销的季节性

由于消费者在购买药店商品时有一定的季节性规律,药店应根据消费者的购买规律进行有效的促销。春季是流行病、普通感冒频发的季节,可进行这类药品和保健品的促销。夏季由于天气炎热,是疾病的高发季节,主要促销商品是解暑类、减肥类、个人护理品等商品。秋季天气凉爽,是全年药店销售的淡季,但是天气干燥促使了咽喉类、润肺类等药品保健食品进入畅销期;同时,秋季的中秋节和国庆节是两个比较大的节日,是应该抓住的促销时机。冬令进补是中国历史悠久的民间习俗,因此冬季是进行各类参茸补品的促销时机。一年四季中,由于消费者的各种复杂的需求,药店的促销重点也不尽相同。

三、药店促销的组织与实施

1. 宣传阶段

在药店促销活动开展之前,门店要进行信息宣传,发布门店促销活动的内容和形式,信息发布的主要形式有 DM 单、打电话邀请、发短信告知、视听媒体宣传、网络媒体宣传等,让广大消费者提前对药店的促销有所了解,激发消费者的购买欲望。

2. 准备阶段

在正式开始促销之前,药店和工作人员有一系列的准备工作。

(1) 货品准备。提前准备好促销商品、活动赠品、宣传单、布置卖场所需要的道具等,并提前绘制 POP。围绕企业文化和促销的主题作为宣传资料,将其制作成宣传话语,利用多媒体不断进行重复播放,从视觉和听觉上给予消费者感官体验。准备产品资料,使消费者对产品有所了解,同时准备好奖品、礼品等,奖品礼品要符合消费者的需求,具有一定的趣味性。

(2) 人员准备。在药店促销之前,药店工作人员通常会进行一段时间的短期培训,对促销的活动内容以及产品知识、价格要非常熟悉,促销主题要牢记于心,做到顾客进店能够一句话促销,比如"您好,××店庆,金银花露 10 元 3 瓶,维生素 D 买 3 盒得 5 盒"。向消费者传达信息要清楚明白。同时,药店工作人员还要做好产品知识的培训,熟悉促销重点商品的名称、适应证、用法用量、不良反应、价格、促销标准话术等相关知识,推荐正确的药品给顾客。同时,药店全员都要明确自己的促销任务,具体到每个单品的销售任务及整个门店的销售任务,做到有的放矢,促使工作更有动力。

(3) 陈列准备。促销品陈列不是简单地将药品随意地摆放出来,还要结合药店各区域位置的特征,最大化地将促销药品的优惠和利益传递给顾客,赢得顾客的优先关注。对于促销的主题商品要求陈列在端架、堆头等黄金位置,适当采用爆炸贴、跳跳卡等陈列道具突出主题商品的位置,使每处均有 POP 昭示,昭示的位置应在顾客黄金视线范围内,昭示内容规范、准确、一一对应。主题商品要保证货量足够,陈列丰满。换购商品要陈列在收银台附近的位置,并且配备标识牌。

药店顾客服务

药店里的那些事儿

某日,药店正在进行大促销活动。顾客陈小姐到店咨询关于膏方的问题。陈小姐问:"怎么你们店大促销,你这膏方怎么还是这么贵,不搞活动吗?"营业员小李回答,"我们店搞活动和我有什么关系?我负责的膏方反正不搞活动。我们一直坚持传统熬制膏方的方法,所以成本会高一些,但是慢工出细活嘛!"。陈小姐接着说,"别的药店跟你们一样也是传统熬制方法,但是价格便宜很多啊!""才不是呢,其他药店肯定不是传统熬制方法,我们的价格非常合理,一点都不贵。"陈小姐听完小李的回答无奈地离开了药店。

3. 接待顾客

药店促销时期,顾客往往较多,由于工作人员数量有限,可能造成不能及时服务每一位顾客的情况,此时药店工作人员要对每一位进店的顾客礼貌接待,做到"接一顾二招呼三"和交叉售货穿插进行。首先接待一个顾客,当门店又有顾客进店时,应该和第二位顾客打招呼(接待她),同样接待第三位顾客,但是此时切不可冷落了任何一位顾客,让顾客时刻感觉药店的服务和热情,使顾客皆能满意购买。同时药店各工作人员之间要互相帮助,切不可因为利益问题而影响整个药店的促销服务。

4. 促销服务

当顾客对促销商品非常感兴趣时,药店工作人员要将促销活动的最大利益传达给顾客,但是不能为了业绩而忽略顾客的真实需求。主推药店促销的主题商品,让顾客切实感受到促销的意义所在,通过促销服务培养顾客的忠诚度。

5. 送别顾客

在药店促销期间,要依据顾客购买量的多少给予相应的服务,如果顾客购买量太大,我们可以实行送货上门的服务。如果顾客购买商品由于销量较好出现缺货时,药店工作人员要留下顾客的个人信息和联系方式,及时补货,将所购商品及时送到顾客手中。

四、药店促销的注意事项

(1)准备工作完善,包括商品、特价、POP、赠品、店前宣传、DM、人员、培训等。
(2)要求每个员工都要理解促销活动内容,并且表达口径一致。
(3)要求每个员工提醒顾客,促销活动内容及时间,包括防损、客服、收银等。
(4)对客户抱怨要及时处理并尽量满足合理需求,否则会产生适得其反的效果。
(5)促销活动设计要尽量迎合顾客占便宜的心理。
(6)促销活动及时总结及分析,提出问题和差距,利于今后促销时改进。

药店里的那些事儿

2020年1月,就在全国上下众志成城抗击疫情的时候,某药店出现不单独卖口罩,而只售卖"口罩套装"的情况。该"套装"包括口罩和抗病毒药物。此捆绑销售口罩套装涉嫌违反有关法律法规,市场监管部门依法进行立案调查。促销是药店营销手段之一,但不能出现捏造、散布涨价信息、哄抬价格、囤积居奇等扰乱正常市场秩序的违法行为。

药店顾客服务

 任务实施

能够按照表 12-1 的流程和要求完成药店促销任务。

表 12-1 药店促销活动的流程与注意事项

序号	实施步骤	操作流程/话术举例	注意事项
1	宣传阶段	"您好,本店准备举行×××促销活动,请您看一下。"	通过各种形式发布门店促销活动的内容和形式。
2	准备阶段	1. 货品准备:准备促销商品、赠品、绘制POP、宣传单等。 2. 人员准备:全员培训促销内容、优惠方式、重点商品卖点、标准话术等,每个人都要明确自己的促销任务和整个门店的促销任务。 3. 陈列准备:促销商品的陈列、卖场的布置。	服从团队安排,分工合作,熟记促销商品价格和促销方式。
3	接待顾客	"您好,×××大促销,请问有什么可以帮到您?"	切不可因为个人利益而出现拉客、抢客的行为。
4	促销服务	"您好,×××店庆,金银花露 10 元 3 瓶,维生素 D 买 3 盒得 5 盒,看看您需要什么?"	1. 切不可为了自己的业绩而忽略顾客的真实需求。 2. 完成自己的促销任务。
5	送别顾客	"请慢走。"	如顾客购买量大,可送货上门;如出现缺货,要及时补货并通知顾客。

任务 12　药店促销服务

实战演练

药店促销服务

营业员　您好,本店今天会员日,很多商品都有促销活动,请问有什么能够帮到您?

我昨天看你们的宣传单上面写的进店就能免费送鸡蛋是吗?　顾客

营业员　是的,阿姨,您进店我们就可以免费送两个鸡蛋给您;如果您购买商品的话,我们会送得更多。

真的吗? 你们都送些什么呢?　顾客

营业员　看您需要购买一些什么商品? 不同价格的产品促销方案都不一样。

我家里的感冒药吃完了,我想再买一些。　顾客

营业员　您看看这个复方氨酚溴敏胶囊,这个药我们现在有促销活动,买2得3。

我以前都是吃的新康泰克,这个会不会效果没有新康泰克好?　顾客

营业员　不会的,这个复方氨酚溴敏胶囊不含麻黄碱,15分钟能够快速改善鼻塞和流鼻涕的症状,有效缓解感冒常见症状。

那行,帮我要两盒这个吧,买两盒这个还送什么吗?　顾客

营业员　这两盒药的价格加在一起能送一包纸巾给您,您还需要其他什么药品吗?

12-7

顾客：不用了，就这些吧。

营业员：好的，谢谢，收银台在这边，谢谢。

 实战演练

药店促销话术技巧

营业员：您好，店庆日活动多多，请问有什么可以帮到您？

顾客：请问你们药店这个舒降之多少钱一盒？有活动吗？

营业员：舒降之今天参与促销活动买5得6。

顾客：你们不是店庆日吗？活动幅度这么低，才多得一盒，我刚才去前面那个药店看价格比你们便宜，而且还送毛巾。

营业员：请问他们比我们便宜多少？

顾客：他们卖19块，你们要20块。

营业员：不好意思，给您造成了困扰，他们每盒比我们便宜1块钱，您买5盒的话就便宜5块钱，但是您在我们这里多得一盒啊，也就是您在我家买还要便宜20块，您看看哪家划算呢？

顾客：可是人家还有赠品啊！

营业员：羊毛出在羊身上，是赠品合适还是您直接省钱合适呢？

顾客：也是，那行吧，我就在你家买吧。

12-8

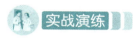

实战演练

降压药的销售

药师： 您好！请问有什么可以帮助到您？

顾客： 我要买点抗高血压药。

药师： 抗高血压药都在这里，请跟我来。以前吃过什么药效果好？

顾客： 我以前吃络活喜，效果还挺好。

药师： 哦，这个产品效果是挺好，但卖得不怎么好，很多药店都没货了。要不您换这个药试试。您看我们这个产品成分、功效，都跟你要的一样，只是厂家不同，您可以试试这个。

顾客： 这个多少钱？

药师： 这个厂家是大厂家，而且品牌比你要的更加知名，价格略贵一点而已，您看一下。

顾客： 太贵了！

药师： 是贵了一点，不过我们现在有活动，您看一下，平均下来每盒的价格已经很便宜了。

顾客： 我对这个活动不感兴趣，我还是到别的店看看。

药师： 好的，您不用着急，我帮您看一下我们其他门店有没有络活喜，这样您就不用多跑腿了。您明天再来，好吗？

顾客： 那好的。

药店顾客服务

药师　那请留下您的联系方式，货调回来了我就通知您来拿。

好的。　顾客

任务 12 药店促销服务

任务评价

任务评价的具体内容与评分标准见表 12-2。

表 12-2 学习评价考核表

(班级：_____ 姓名：_____ 学号：_____)

序号	考核内容	配分	评分标准	自评	互评	考评	得分
1	宣传阶段	10	未配合制作、发放宣传资料，扣10分。				
2	准备阶段	50	1. 未准备足够的促销商品、赠品、宣传单，扣10分。 2. 未配合绘制POP，扣10分。 3. 未能背诵促销内容、优惠方式、重点商品卖点、标准话术，扣20分。 4. 未能配合门店布置卖场和主动陈列，扣10分。				
3	接待顾客	10	1. 不主动宣传促销活动，扣10分。 2. 因为个人利益而出现拉客、抢客的行为，扣10分。				
4	促销服务	20	1. 记不清促销内容，每次扣5分。 2. 未完成自己的促销任务，扣20分。				
5	送别顾客	10	未礼貌送别，扣10分。				
			合计				

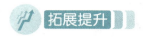

一、门店促销活动主题的选择

（1）开业促销活动。开业促销是最重要的一种促销活动，因为只有一次。开业促销是否成功，对顾客今后是否经常光顾影响很大，所以应予以特别重视，一般开业的业绩可达平时5倍左右。

（2）节庆促销活动。结合各种节日、庆典开展促销活动，如春节、元旦、国庆、妇女节、母亲节、中秋节等。这时的促销活动一方面增加了节日的气氛，另一方面门店借助节日在一定程度上提高了销售额。

（3）例行性促销活动。如店庆、会员日等门店常规的促销活动。此类促销活动主要是为了以吸引新顾客，提高老顾客的购买量，培养顾客的忠诚度。

（4）竞争性促销活动。这是针对竞争对手推出的，目的是争夺顾客。

二、门店促销活动的分类

1. 降价促销

降价式促销就是将商品以低于正常的定价出售。其运用方式最常见的有库存大清仓、节庆大优惠、每日特价商品等方式。

（1）库存大清仓：以大降价的方式促销换季商品或库存较久的商品、滞销品等。

（2）节庆大优惠：新店开张、逢年过节、周年庆时是折扣售货的大好时机。

（3）每日特价品：由于竞争日益激烈，为争取顾客登门，推出每日一物或每周一物的特价品，让顾客用低价买到既便宜又好的商品。低价促销如能真正做到物美价廉，极易引起消费者的"抢购"热潮。

2. 有奖促销

顾客有时总想试试自己的运气，所以"抽奖"是一种极有效果的促销活动。抽奖活动会涉及很多奖品，如电视机、洗衣机等，这样的奖项极易激起消费者的参与兴趣，可在短期内对促销产生明确的效果。通常，参加抽奖活动必须具有某一种规定的资格，如购买某特定商品，购买某一商品达到一定的数量，在店内消费达到固定金额，或回答某一特定问题答对者。另外，需要注意的是，办抽奖活动时，抽奖活动的日期、奖品或奖金、参加资格、如何评选、发奖方式等务必标示清楚，且抽奖过程须公开化，以增强消费者的参与热情和信心。

3. 打折优惠

一般在适当的时机，如节庆日、换季时节等打折以低于商品正常价格的售价出售商品，使消费者获得实惠。

（1）设置特价区：就是在店内设定一个区域或一个陈列台，利用堆头或端架销售特价商品。特价商品通常是应季大量销售的商品或促销的主题商品。注意不能鱼目混珠，把一些过期损坏的商品卖给顾客。否则，会引起顾客的反感，甚至被顾客投诉。

（2）节日、周末大优惠：即在新店开业、逢年过节或周末，将部分商品打折销售，以吸引顾客购买。

（3）会员卡优惠：即鼓励顾客办理会员卡，顾客在店内购物凭会员卡可以享受特别折扣。顾客持会员卡还可以享受会员的特殊权益，比如免费量血压、测血压、会员日优惠等。这种促销方式是为了扩大顾客群，给会员留下良好的购物体验感。

（4）批量作价优惠：即消费者购买较大批量商品时，给予价格上的优惠。这种方法一般用在使用频率较高或者是常用药品上，可以增加顾客一次性购买商品的数量。

4. 竞赛促销

竞赛式促销是将感性与参与性融为一体的促销活动，由比赛来突显主题或介绍商品，除了可打响商品的知名度以外，更可以增加销售量。可举办一些有竞赛性质的活动，如药品知识竞赛等，除了可热闹卖场之外，也可借此增加顾客对药品知识的了解和门店的话题，加深顾客对门店的印象。

5. 免费试用

在促销之时，门店可以在收银台的位置设专柜，免费品尝新包装、新口味的保健品，鼓励顾客使用新商品，进而产生购买欲望。

6. 赠送促销

想吸引顾客持续购买，并提高品牌忠诚度，赠送是一种非常理想的促销方式。这一促销活动的特色是消费者要连续购买某商品或连续光顾某零售店数次后，累积到一定积分，通过积分兑换换取赠品或通过积分抵现金的形式折价购买某商品。

7. 展览和联合展销式促销

在门店促销之时，可以邀请多家同类商品厂家，门店内举办商品展销会，形成一定声势和规模，让消费者有更多的选择机会。在这种活动中，通过各厂商之间相互竞争，促进商品的销售。

自测巩固

1. 药店促销的实质是（　　）。
　 A. 打折　　　　　B. 活动　　　　　C. 沟通　　　　　D. 推销　　　　　E. 推广
2. 药店促销的目的不包括（　　）。
　 A. 扩大需求　　　B. 树立形象　　　C. 突出重点　　　D. 稳定市场　　　E. 传递信息
3. 以下促销用语正确的是（　　）。
　 A. 金银花露第二盒半价　　　　　　　B. 买薇诺娜护肤套盒赠口罩一包
　 C. 买藿香正气液送板蓝根颗粒　　　　D. 维生素 D 滴剂买 5 赠 2
　 E. 以上都不对
4. 药店促销的特征包括（　　）。
　 A. 季节性　　　B. 突发性　　　　C. 流行性　　　　D. 随时性　　　　E. 集中性
5. 药店促销的准备活动不包括（　　）。
　 A. 资料准备　　B. 陈列准备　　　C. 人员准备　　　D. 零钱准备　　　E. 礼品准备
6. 对于"接一顾二招呼三"理解正确的是（　　）。
　 A. 同时招待 3 位顾客　　　　　　　　B. 只招呼第 3 位顾客
　 C. 只接待第一位顾客　　　　　　　　D. 只接待第二位顾客

E. 不可冷落任何一位顾客

7. 不属于药店促销活动的注意事项是（　　）。

A. 每个员工对促销内容表达口径一致

B. 促销期间借机推荐大量药品给顾客

C. 促销前要进行员工培训

D. 及时处理顾客抱怨

E. 促销活动迎合消费者心理

8. 促销主题不包括（　　）。

A. 季节促销 　　　　B. 开业促销 　　　　C. 节庆促销

D. 会员日促销 　　　E. 竞争性促销

9. 药品促销活动的分类不包括（　　）。

A. 降价促销 　　B. 有奖促销 　　C. 广告促销 　　D. 打折优惠 　　E. 竞赛促销

（夏　梦）

参考文献

[1] 张虹,刘东平.药学服务技术[M].北京：北京科学技术出版社,2016.

[2] 许杜娟.药学服务实务[M].北京：中国医药科技出版社,2016.

[3] 邓冬梅,柯小梅.连锁药店运营管理(第2版)[M].北京：化学工业出版社,2015.

[4] 梁春贤,俞双燕.药店经营与管理(第2版)[M].北京：中国医药科技出版社,2017.

[5] 吴锦.药店经营与管理(第3版)[M].浙江：浙江大学出版社,2019.

[6] 陈玉文.药店服务营销[M].北京：中国医药科技出版社,2007.

[7] 陈玉文.药店店员手册[M].北京：人民卫生出版社,2010.

[8] 苏冠华,王朝晖.新编临床用药速查手册[M].北京：人民卫生出版社,2012.

[9] 李小鹰,孙宁玲.《2010中国高血压防治指南》临床医师100问[M].北京：人民军医出版社,2012.

[10] 国家药品监督管理局执业药师资格认证中心.药学综合知识与技能[M].北京：中国医药科技出版社,2020.

[11] 范月明.引爆顾客回头率[M].四川：四川省教育电子音像出版社有限公司,2019.

图书在版编目(CIP)数据

药店顾客服务/陈诚主编. —上海：复旦大学出版社，2021.3（2021.8 重印）
ISBN 978-7-309-15547-1

Ⅰ.①药… Ⅱ.①陈… Ⅲ.①药品-专业商店-商业服务 Ⅳ.①F717.5

中国版本图书馆 CIP 数据核字（2021）第 045843 号

药店顾客服务
陈 诚 主编
责任编辑/王 珍

复旦大学出版社有限公司出版发行
上海市国权路 579 号 邮编：200433
网址：fupnet@ fudanpress. com http://www.fudanpress. com
门市零售：86-21-65102580 团体订购：86-21-65104505
出版部电话：86-21-65642845
上海四维数字图文有限公司

开本 787×1092 1/16 印张 11.75 字数 286 千
2021 年 8 月第 1 版第 2 次印刷

ISBN 978-7-309-15547-1/F·2789
定价：50.00 元

如有印装质量问题,请向复旦大学出版社有限公司出版部调换。
版权所有 侵权必究

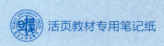

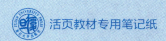

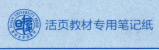

活页教材专用笔记纸

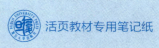

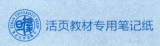

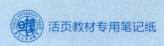

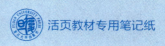